Emna Hidoussi

Une cellule souche...Et des thérapies

Emna Hidoussi

Une cellule souche...Et des thérapies
Médecine régénérative

Presses Académiques Francophones

Impressum / Mentions légales
Bibliografische Information der Deutschen Nationalbibliothek: Die Deutsche Nationalbibliothek verzeichnet diese Publikation in der Deutschen Nationalbibliografie; detaillierte bibliografische Daten sind im Internet über http://dnb.d-nb.de abrufbar.
Alle in diesem Buch genannten Marken und Produktnamen unterliegen warenzeichen-, marken- oder patentrechtlichem Schutz bzw. sind Warenzeichen oder eingetragene Warenzeichen der jeweiligen Inhaber. Die Wiedergabe von Marken, Produktnamen, Gebrauchsnamen, Handelsnamen, Warenbezeichnungen u.s.w. in diesem Werk berechtigt auch ohne besondere Kennzeichnung nicht zu der Annahme, dass solche Namen im Sinne der Warenzeichen- und Markenschutzgesetzgebung als frei zu betrachten wären und daher von jedermann benutzt werden dürften.

Information bibliographique publiée par la Deutsche Nationalbibliothek: La Deutsche Nationalbibliothek inscrit cette publication à la Deutsche Nationalbibliografie; des données bibliographiques détaillées sont disponibles sur internet à l'adresse http://dnb.d-nb.de.
Toutes marques et noms de produits mentionnés dans ce livre demeurent sous la protection des marques, des marques déposées et des brevets, et sont des marques ou des marques déposées de leurs détenteurs respectifs. L'utilisation des marques, noms de produits, noms communs, noms commerciaux, descriptions de produits, etc, même sans qu'ils soient mentionnés de façon particulière dans ce livre ne signifie en aucune façon que ces noms peuvent être utilisés sans restriction à l'égard de la législation pour la protection des marques et des marques déposées et pourraient donc être utilisés par quiconque.

Coverbild / Photo de couverture: www.ingimage.com

Verlag / Editeur:
Presses Académiques Francophones
ist ein Imprint der / est une marque déposée de
OmniScriptum GmbH & Co. KG
Heinrich-Böcking-Str. 6-8, 66121 Saarbrücken, Deutschland / Allemagne
Email: info@presses-academiques.com

Herstellung: siehe letzte Seite /
Impression: voir la dernière page
ISBN: 978-3-8381-4240-1

Copyright / Droit d'auteur © 2014 OmniScriptum GmbH & Co. KG
Alle Rechte vorbehalten. / Tous droits réservés. Saarbrücken 2014

Sommaire

Introduction 6

La Thérapie Cellulaire

1. Définition de la thérapie cellulaire 7
2. Les bases de la thérapie cellulaire 8
   2.1. Les cellules différenciées et fonctionnelles 8
   2.2. Les cellules précurseurs 9
   2.3. Les cellules souches 9
3. Mieux connaître les cellules souches pour mieux les exploiter en thérapie ... 10
   3.1. Définition 10
      3.1.1. Auto-renouvellement 10
      3.1.2. Différenciation 11
   3.2. Le potentiel de différenciation des cellules souches 12
      3.2.1. Les cellules souches totipotentes 12
      3.2.2. Les cellules souches pluripotentes 12
      3.2.3. Les cellules souches multipotentes 12
      3.2.4. Les cellules souches unipotentes 13
   3.3. Les différents types de cellules souches 13
      3.3.1. Cellules souches embryonnaires 13
      3.3.2. Cellules souches adultes 13
      3.3.3. Cellules souches fœtales 13
         3.3.3.1. Les cellules souches somatiques fœtales 14
         3.3.3.2. Les cellules souches de la lignée germinale 14
4. Les cellules souches embryonnaires 15
   4.1. Définition 15
   4.2. Les sources 16

4.3. Les caractéristiques 16

4.4. Les obstacles de l'utilisation des cellules souches embryonnaires 17

5. Les cellules souches adultes 19

5.1. Définition 19

5.2. Les caractéristiques 20

5.3. La localisation 20

5.4. Les limites d'utilisation des cellules souches adultes 22

5.5. Comparaison des cellules souches embryonnaires et des cellules souches adultes 23

6. Les différents types de cellules souches adultes 25

6.1. Le prototype des cellules souches adultes : les cellules souches de la moelle osseuse 25

    6.1.1. Les cellules souches hématopoïétiques 26

    6.1.2. Les cellules souches mésenchymateuses 26

6.2. Autres types de cellules souches adultes 27

    6.2.1. Les cellules souches du tissu adipeux 27

    6.2.2. Les cellules souches du sang du cordon ombilical 28

    6.2.3. Les cellules souches du système nerveux 29

    6.2.4. Les cellules souches du fluide amniotique 29

    6.2.5. Les cellules souches issues du muscle 29

    6.2.6. Les cellules souches au niveau du derme 30

6.3. Les cellules souches au niveau des dents 31

    6.3.1. Les cellules souches des dents permanentes 32

    6.3.2. Les cellules souches des dents temporaires exfoliées 32

    6.3.3. Les cellules souches du ligament parodontal 33

    6.3.4. Les cellules souches de la papille apicale 33

    6.3.5. Les cellules souches du sac folliculaire 33

Les Perspectives et les Domaines d'Exploitation

1. **Réalité thérapeutique des cellules souches adultes** 34
   1.1. Stimuler l'activité de réparation endogène 34
   1.2. Essais d'utilisation des cellules souches exogènes 35
2. **Les débouchées thérapeutiques** 35
3. **Recherche sur les cellules souches adultes : résultats et applications** 37
   3.1. Thérapie cellulaire pour l'insuffisance cardiaque post-ischémique 37
   3.2. Thérapie cellulaire et maladies neurologiques 39
   3.3. Thérapie cellulaire et hématologie 40
   3.4. Thérapie cellulaire et orthopédie 40
   3.5. Thérapie cellulaire et vascularisation 41
   3.6. Thérapie cellulaire et dermatologie 42
   3.7. Thérapie cellulaire et immunologie 42
4. **Perspectives : le succès des cellules souches pluripotentes induites** 43
   4.1. La fusion cellulaire 44
   4.2. Le transfert nucléaire 45
   4.3. Les cellules souches pluripotentes induites 45
      4.3.1. Définition des cellules souches pluripotentes induites 46
      4.3.2. Les avantages des cellules souches pluripotentes induites 46
      4.3.3. Les inconvénients des cellules souches pluripotentes induites 47
      4.3.4. Les utilisations potentielles 48
5. **Les enjeux de la thérapie cellulaire** 49

Les Cellules Souches Dentaires : Les Potentiels Thérapeutiques

1. **Capacités de différenciation des cellules souches de l'organe dentaire** 53
   1.1. Les cellules souches du sac folliculaire 56
   1.2. Les cellules souches des dents temporaires exfoliées 56
   1.3. Les cellules souches du ligament parodontal 57

1.4. Les cellules souches au niveau de la papille apicale 57
1.5. Les cellules souches des dents permanentes 58
2. La cellule souche dentaire : une banque « thérapeutique » 59
2.1. Les cellules souches dentaires : des outils prometteurs pour la banque « thérapeutique » 59
2.2. Le processus du système bancaire 61
3. Les applications potentielles des cellules souches dentaires 64
3.1. En odontologie 64
    3.1.1. Les applications pulpo-dentinaires 65
    3.1.2. La régénération de l'os alvéolaire 66
    3.1.3. Le ligament parodontal 67
    3.1.4. La régénération dentaire 67
3.2. En Médecine 69
    3.2.1. La Régénération du tissu hépatique 69
    3.2.2. Le système cardio-vasculaire 70
    3.2.3. Le système nerveux central 71
    3.2.4. Le diabète 72
    3.2.5. Les glandes salivaires 73
    3.2.6. La Chirurgie de l'œil 73
    3.2.7. La reconstruction osseuse 73

Expérience Tunisienne

1. Ethique et cellules souches en Tunisie 77
2. Essais en Tunisie 78
2.1. Don de la moelle osseuse 78
2.2. Indications des greffes de la moelle osseuse 78
2.3. Paramètres de réussite de la greffe de moelle osseuse 79
2.4. Allogreffe de la moelle osseuse en Tunisie 79

2.4.1. Patients et méthodes 80

2.4.2. Les résultats 80

Conclusion **81**

Références **83**

Introduction

Au cours de ces dernières années, la prévalence de certaines maladies n'a cessé d'augmenter ce qui a réduit l'espérance de vie des personnes atteintes. En effet, les leucémies, les cancers de tous les organes, les maladies dégénératives liées au vieillissement, les maladies héréditaires, la maladie de Parkinson, l'Alzheimer et la sclérose en plaque, sont des pathologies qui handicapent la vie des patients. Parallèlement, peu de traitements existent et l'arsenal thérapeutique de ces pathologies est relativement réduit, ce qui laisse certaines maladies incurables.

Depuis quelques années, l'espoir de pouvoir les traiter efficacement est devenu de plus en plus concret et a permis d'effondrer le mur de la mort à petit feu.

Ainsi, les possibilités offertes par les cellules souches sont quasi-infinies et avec le vieillissement de la population, les besoins ne feront qu'augmenter. En effet, les cellules souches permettront de régénérer les organes comme le foie mais aussi le pancréas et les cellules du myocarde après un infarctus. A terme, dans notre domaine, les cellules souches sont également employées pour produire un nouveau germe dentaire dans le but de remplacer une dent extraite.

La thérapie cellulaire est donc une piste prometteuse et en pratique, elle est d'usage thérapeutique et préventif.

La littérature abondante sur le sujet suggère que virtuellement tous les tissus du corps, y compris la pulpe dentaire, contiennent des cellules souches avec une capacité de régénération.

Dans ce travail, nous définirons dans un premier chapitre la thérapie cellulaire et nous exposerons des notions fondamentales et acquises sur les cellules souches, puis dans un deuxième volet, nous étudierons les perspectives et les domaines d'exploitation de ces cellules. Nous exposerons ensuite, le potentiel thérapeutique des cellules souches dentaires. Et pour finir, nous présenterons les recherches sur les cellules souches en Tunisie, en pleine croissance pour une autre révolution, une révolution thérapeutique !

1. Définition de la thérapie cellulaire [7, 8, 62, 72, 155]

La thérapie cellulaire constitue une des innovations cliniques majeures de ces dernières années. Elle a, en effet, émergé comme une nouvelle approche attractive permettant de prévenir l'extension de dommages tissulaires, de stimuler la régénération d'un organe endommagé et de restaurer certaines fonctions déficientes. Il s'agit d'une technique qui est fondée sur l'utilisation de cellules vivantes, et ceci contrairement aux méthodes thérapeutiques classiquement utilisées en médecine et basées sur l'emploi de médicaments chimiques. Selon l'article du code de la santé publique, la thérapie cellulaire est définie comme celle qui « concerne les produits biologiques à effets thérapeutiques issus de préparation de cellules vivantes humaines ou animales ». [155]

La découverte, depuis quelques années, de cellules souches (CS) dans de nombreux tissus adultes offre de nouvelles perspectives pour la thérapie cellulaire. En effet, grâce à leurs grands potentiels de prolifération et leurs capacités de générer des cellules, elles se représentent des candidates idéales pour la thérapie cellulaire.

En effet, la thérapie cellulaire consiste à injecter des cellules saines et fonctionnelles provenant du patient lui-même (greffe autologue) ou d'un donneur volontaire compatible (greffe allogénique) (Figure 1). Ces nouvelles cellules greffées peuvent remplacer des cellules mortes ou détruites, dans un tissu, par ischémie, irradiation, chimiothérapie... Elles permettent également de remédier à des défaillances fonctionnelles cellulaires comme la maladie de Parkinson, diabète, etc....

Cette approche thérapeutique est utilisée depuis plusieurs années dans des études précliniques ou cliniques et offre déjà de nombreux résultats convaincants dans différents domaines et notamment l'hématologie, la rhumatologie et la dermatologie. Vu le manque d'organe disponible pour la transplantation ainsi que les problèmes d'histocompatibilité entre le donneur et le receveur, responsable du rejet des greffons, la thérapie cellulaire représente ainsi une alternative à de nombreux traitements et en particulier aux greffes d'organes.

On définit ainsi trois ingrédients majeurs nécessaires à la médecine régénératrice : [62]

- Les signaux morphogéniques tels que les facteurs de croissance et les facteurs de différenciation. Ces facteurs jouent un rôle important dans la multiplication et la différenciation des cellules souches en un type de cellules spécifiques. A titre d'exemple les cytokines et la Bone Morphogénique Protéines (BMPs) possèdent un rôle majeur particulièrement dans l'organogénèse dentaire. La GDf-11 (growth differentiation factor 11) est un nouveau facteur appartenant à la famille des BMP/TGF β et permet la différenciation des odontoblastes à partir des cellules souches de la pulpe dentaire.
- Les cellules souches qui sont extraites chez des patients, sont préservées sous de bonnes conditions pour maintenir leur capacité à se différencier en une grande variété de cellules.
- Une matrice extra cellulaire qui produit ces cellules avec un environnement adéquat pour pouvoir guider la croissance cellulaire.

2. Les bases de la thérapie cellulaire [155]

La thérapie cellulaire fait appel à trois types de cellules. Nous détaillerons les cellules souches par leurs forces d'intérêts en odontologie que nous cherchons à mieux connaître.

2.1. Les cellules différenciées et fonctionnelles [155]

Dans les premiers travaux de la thérapie cellulaire, les chercheurs ont utilisé des cellules adultes différenciées c'est-à-dire des cellules fonctionnelles provenant d'un organe. La transfusion sanguine est déjà un modèle de thérapie cellulaire. Cela consiste à injecter à des patients des cellules différenciées adultes d'une ou de plusieurs des trois lignées sanguines (globules rouges, globules blancs ou plaquettes).

Pour les patients qui souffrent de diabète de type I suite à la destruction des cellules pancréatiques productrices de l'insuline, et qui subissent l'injection quotidienne de l'insuline, la thérapeutique est très astreignante. Actuellement des essais de thérapie cellulaire sont en cours pour évaluer l'intérêt de la réimplantation d'îlôts pancréatiques purifiés contenant des cellules productrices d'insuline afin de compenser l'absence d'insuline dans cette maladie.

2.2. Les cellules précurseurs [155]

Elles sont issues de cellules souches mais ayant déjà acquis un certain degré de spécialisation. Elles sont engagées dans des voies de différenciation précise (progéniteurs endothéliaux, précurseurs érythroïdes...etc.)

2.3. Les cellules souches [155]

C'est en étudiant certains tissus adultes comme le sang ou la peau que le concept de cellules souches a été avancé dès les années 1950-1960. Ces cellules sont encore immatures dotées d'un fort potentiel de prolifération et de différenciation. Elles continuent à se diviser toute leur vie et c'est grâce à elles que nous renouvelons nos cellules spécialisées, « différenciées ».

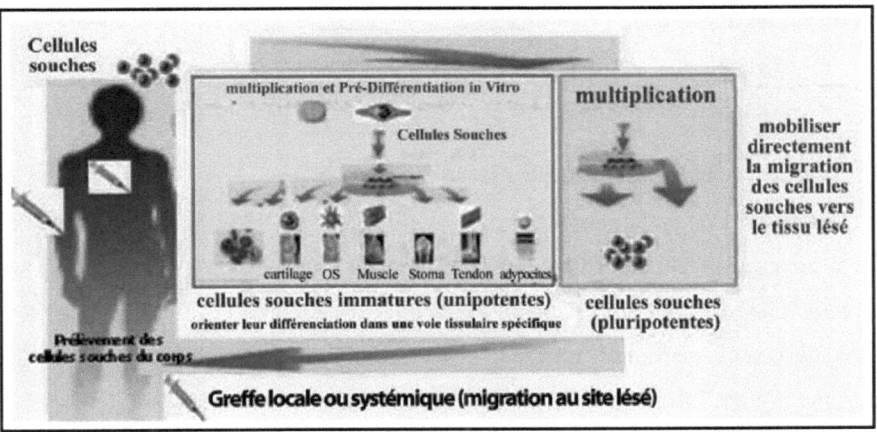

Figure 1 : Le principe de la thérapie cellulaire [17]

3. Mieux connaître les cellules souches pour mieux les exploiter en thérapie

3.1. Définition [7, 72, 155, 156, 157]

Les cellules souches ont pour fonction essentielle de permettre à l'état normal, le renouvellement physiologique des cellules différenciées des tissus qui sont parvenues au terme de leur durée de vie normale. Elles peuvent également, suite à une agression, régénérer et repeupler un tissu lésé. Dans l'organisme, la plupart des tissus sont constitués par la coexistence de plusieurs lignées cellulaires. Les cellules souches doivent avoir la capacité de donner naissance aux progéniteurs de ces différents types de lignées, ensuite ces progéniteurs se différencient en cellules matures.

Plusieurs propriétés définissent les cellules souches, à savoir, la capacité d'auto-renouvellement, la capacité de différenciation, l'existence sous la forme quiescente, la capacité de se diviser de façon asymétrique, l'une des cellules filles restant au stade de cellule souche, la seconde se différenciant.

Mais en pratique, il est rare que toutes ces propriétés puissent être vérifiées simultanément.

La tendance actuelle est donc de considérer comme cellule souche toute cellule dotée d'au moins deux propriétés :

- ✓ la capacité d'auto-renouvellement
- ✓ la capacité de différenciation en différents types cellulaires spécialisés.

3.1.1. Auto-renouvellement [7, 157, 158]

L'auto-renouvellement signifie qu'une cellule souche (CS) est capable de donner au moins une cellule fille identique à elle-même (Figure2). En effet, l'auto-renouvellement peut être régulé à l'échelon cellulaire, ce qui implique l'existence de mitoses asymétriques. La CS se divise par mitose et donne deux cellules filles. L'une d'entre elles prolifère et se différencie. La seconde cellule fille, reste à un stade de cellule souche afin de garder un pool de régénération. Cette propriété permet d'éviter ainsi le tarissement du réservoir des CS.

L'auto-renouvellement peut être également régulé au niveau d'un compartiment cellulaire avec des mitoses symétriques, soit d'auto-renouvellement, soit de différenciation. Les mitoses de type asymétrique permettent de préserver un nombre constant de cellules souches, tout en participant à la diversité cellulaire, tandis que les mitoses symétriques permettent de faire varier le nombre de cellules souches selon des facteurs environnementaux.

3.1.2. Différenciation [21, 154, 157]

La différenciation est le processus selon lequel les cellules souches peuvent devenir un type particulier de cellules. La différenciation s'amorce lorsque les cellules souches sont exposées à certains signaux biochimiques, soit physiologiques, soit expérimentaux. Les signaux biochimiques envoyés dans différentes parties de l'organisme incitent les cellules souches à se transformer en cellules du type spécifiquement requis à cet endroit.

Selon Strico Sensu, une CS est une cellule candidate qui doit se montrer capable d'engendrer une diversité de cellules différenciées spécialisées et ce pendant une période prolongée après transplantation in vivo. [21]

Ainsi, la cellule fille dite aussi cellule précurseur, prolifère et donne les différents types cellulaires matures et spécialisés (Figure 2).

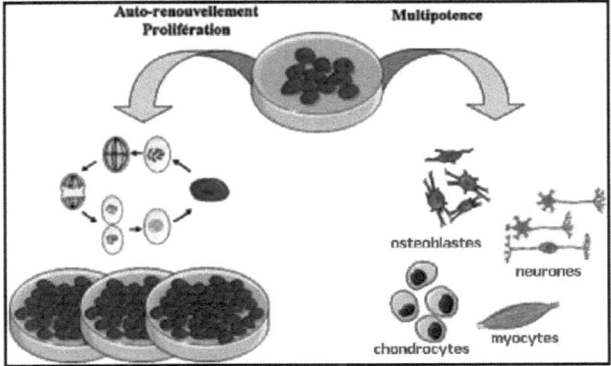

Figure 2 : Les caractéristiques des cellules souches [84]

3.2. Le potentiel de différenciation des cellules souches [8, 17, 21, 22, 156]

Suivant le potentiel de différenciation, on peut distinguer 4 types de cellules souches (Figure 4) :
- Les cellules souches totipotentes
- Les cellules souches pluripotentes
- Les cellules souches multipotentes
- Les cellules souches unipotentes

3.2.1. Les cellules souches totipotentes

Elles dérivent de l'embryon au stade très précoce. Il s'agit des blastomères, cellules provenant des premières divisions du zygote. Elles sont capables de donner naissance à tous les types de cellules de l'organisme (issues des trois feuillets embryonnaires ; ectoderme, mésoderme et endoderme) ainsi que les annexes extra embryonnaires (placenta, membranes) et permettent ainsi le développement complet d'un individu (Figure 4).

3.2.2. Les cellules souches pluripotentes

Elles proviennent de la masse interne du blastocyste. Elles peuvent se différencier en toutes les cellules descendantes des trois feuillets embryonnaires. Mais elles sont incapables de donner les cellules formant le placenta et les structures de soutien de l'embryon. Elles ont une vocation à former tous les tissus de l'organisme mais pas un individu complet. Ces cellules sont dites aussi des cellules souches embryonnaires (CSE).

3.2.3. Les cellules souches multipotentes

Elles sont capables de donner naissance à une sous population d'une lignée bien déterminée, comme par exemple les cellules souches myéloïdes de la moelle osseuse qui sont à l'origine des cellules sanguines (érythrocytes, monocytes, granulocytes…). Ces cellules souches multipotentes, peuvent être soit des cellules souches fœtales ou des cellules souches adultes. Ces cellules sont déjà engagées dans des voies de différenciation mais gardent la capacité de s'auto-renouveler. Cependant, leur plasticité est plus limitée que les CSE ; leur potentiel de prolifération va diminuer au fur et à mesure des divisions successives.

3.2.4. Les cellules souches unipotentes

Elles donnent naissance à un type cellulaire unique, comme les kératinocytes qui sont à l'origine des cellules de l'épiderme (Fortier et al 2005).[37]

3.3. Les différents types de cellules souches [29]

Les cellules souches peuvent être classées selon leur origine en:

3.3.1. Cellules souches embryonnaires [29]

Les cellules souches embryonnaires (CSE) sont isolées de l'embryon âgé de quelques jours. Ces cellules souches sont pluripotentes et représentent un espoir de traitement pour certaines maladies.

3.3.2. Cellules souches adultes [29]

Les cellules souches adultes (CSA) sont des cellules indifférenciées, multipotentes qui sont présentes et persistantes tout au long de la vie, dans un tissu différencié. Elles ont la capacité de s'auto-renouveler et de se différencier pour donner les différents types cellulaires spécialisés du tissu concerné, c'est-à-dire de la lignée correspondante permettant ainsi l'homéostasie des organes.

3.3.3. Cellules souches fœtales [108]

Les organes et les tissus prélevés lors de l'interruption volontaire de grossesse (IVG) comportent un important contingent de cellules souches. Il s'agit de cellules souches fœtales (CSF).

En effet, des progéniteurs hépatiques fœtaux peuvent être isolés, proliférés in vitro et peuvent repeupler un foie après transplantation. Ils représentent donc un espoir thérapeutique.

On distinguera deux classes : les cellules somatiques qui représentent les cellules du corps sauf les gamètes qui sont appelés cellules germinales.

3.3.3.1. Les cellules souches somatiques fœtales [108]

Ces cellules sont multipotentes. Deux des tissus fœtaux sont particulièrement importants dans une perspective thérapeutique, notamment par leur capacité de régénération et de réparation des dommages tissulaires. Il s'agit du foie et du tissu neural.

En effet, les prélèvements de neurones fœtaux gardent, tout leur intérêt dans le traitement d'affections pour lesquelles il n'existe pas d'alternatives thérapeutiques. On citera à titre d'exemple les travaux de Bachoud-Lévi en 2006[6] qui ont réalisé des allogreffes de neurones fœtaux chez des adultes malades atteints de la maladie de Huntington. Sur une série de 5 malades greffés, les auteurs ont observé chez 3 patients une stabilisation ou une amélioration cognitive et motrice.

De même les progéniteurs hépatiques représentent un espoir thérapeutique. En effet, la greffe, in utéro de cellules progénitrices hématopoïétiques extraites du foie fœtal, chez un fœtus porteur de maladie immunitaire sévère ou de maladie métabolique congénitale améliore ses chances de survie.

3.3.3.2. Les cellules souches de la lignée germinale [108]

Les cellules germinales correspondent aux cellules embryonnaires germinales (EG). Ces cellules EG proviennent des cellules germinales primordiales issues des crêtes génitales de fœtus avortés entre 8 et 11 semaines. Ces cellules sont capables de se différencier dans des dérivés des trois feuillets embryonnaires (ectoderme, mésoderme, endoderme), in vitro, au sein de corps embryoïdes. Leurs génomes sont moins stables que celui des cellules souches embryonnaires, ce qui les rend, pour l'instant inutilisables dans une perspective thérapeutique, alors qu'elles ouvrent d'importantes perspectives en recherche fondamentale.

4. Les cellules souches embryonnaires

4.1. Définition [17,21, 39, 61, 72, 104, 106, 155, 156]

Les cellules souches embryonnaires ont été largement étudiées chez l'animal et plus récemment chez l'homme. En effet au stade de blastocyste (stade précédant l'implantation dans l'utérus), l'embryon est constitué de 16 à 40 cellules issues des divisions de l'ovocyte fécondé. Le feuillet externe du blastocyste, est nommé le protoblaste et donnera naissance au placenta. Alors que les cellules présentes dans la masse interne de ce blastocyste, sont appelées des cellules souches embryonnaires.

Elles sont pluripotentes c'est-à-dire, mises dans des conditions adaptées, elles peuvent donner naissance à tous les tissus d'un organisme et non plus à un embryon complet (Figure 3).

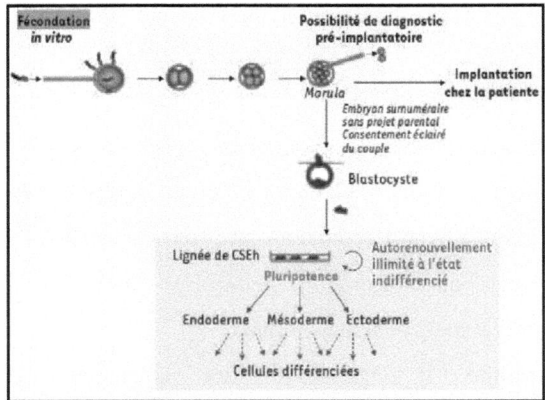

Figure 3 : les cellules souches embryonnaires : dérivations et propriétés biologiques [74]

4.2. Les sources [9, 92, 158]

Ces CSE pourraient provenir de plusieurs sources connues :

- ➢ Embryons surnuméraires issus de procréation médialement assistée (fécondation in vitro) et pour lesquels aucun projet parental n'a été maintenu par le couple.
- ➢ Embryons créés, par fécondation in vitro (FIV) et ceci à des fins de recherche scientifique.
- ➢ Une autre source d'obtention des CSE est dite le clonage thérapeutique ou le transfert nucléaire de cellules somatiques. Cela consiste à insérer le noyau d'une cellule somatique différenciée du donneur dans un ovocyte receveur énucléé. Cette cellule se développe jusqu'au stade de blastocyste à partir duquel on isole des cellules souches embryonnaires (Munsie et al. 2000).[92] L'intérêt, dans ce cas, est que les CSE obtenues sont génétiquement identiques à celles du donneur et sont ainsi, épargnées par le système immunitaire. Le clonage thérapeutique a été utilisé dans un modèle de la maladie de Parkinson chez la souris (Barberi et al. 2003). [9] La souris modèle de la maladie de Parkinson, qui a reçu ces neurones compatibles, a présenté une amélioration des symptômes neurologiques.

4.3. Les caractéristiques [106, 158]

Les cellules souches embryonnaires, moins spécialisées que les cellules souches adultes, semblent, à priori, receler un potentiel régénérateur plus important. En effet, les CSE manifestent d'étonnantes propriétés, à savoir :

- L'auto-renouvellement : Elles peuvent se multiplier indéfiniment in vitro dans leur état embryonnaire primitif.
- La flexibilité : Il s'agit de cellules pluripotentes ayant une flexibilité supérieure. Les CSE possèdent un potentiel de différenciation largement supérieur à celui des cellules souches adultes. Cette caractéristique est très

intéressante pour la maîtrise des processus de différenciation et l'obtention de tous les types de tissus et de cellules existant dans l'organisme.
- **L'accessibilité** : Il s'agit d'une source potentiellement illimitée et aisément accessible puisque ces cellules peuvent provenir d'embryons surnuméraires obtenus à l'occasion de la FIV, et ceci après consentement des parents.
- **La prolifération in vitro** : Ceci permet l'accumulation d'un nombre très élevé de cellules, et l'isolement de lignées ayant les mêmes caractéristiques que les cellules primaires à leur origine.
- **L'immortalité** : Elles possèdent une immortalité en culture et se répliquent indéfiniment ce qui leur confère un atout indéniable.
- **La capacité de différenciation** : Ces cellules sont aptes à se différencier in vivo et in vitro en cardiomyocytes, neurones, hépatocytes, cellules endothéliales, cellules pancréatiques et progéniteurs hématopoïétiques.

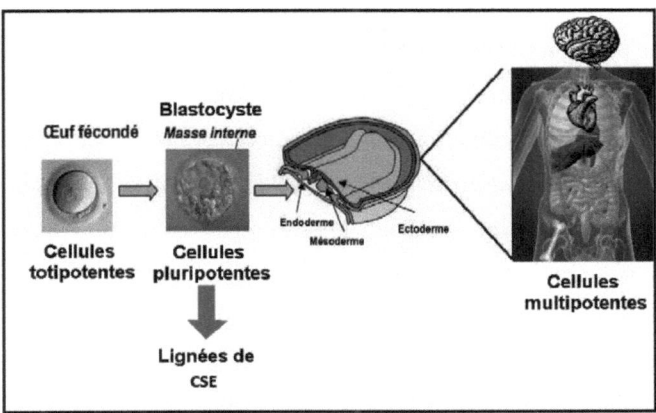

Figure 4 : Evolution de la capacité de différenciation des cellules au cours du développement [22]

4.4. Les obstacles de l'utilisation des cellules souches embryonnaires [17, 151, 153, 158]

Depuis la découverte des cellules souches embryonnaires humaines, leur utilisation en clinique se heurte à plusieurs obstacles.

- **Le risque carcinogène**

Les CSE, au pouvoir de divisions illimitées, présentent un risque potentiel de formation de tératome, tumeurs malignes très agressives. Le risque cancérogène cité après administration des CSE pourrait être proportionnel à leur capacité de prolifération. Plus le nombre de CSE injectées est important, plus le risque de tumeur augmente.

- **Volet immunogène**

L'utilisation de CSE conduit à la réalisation d'une greffe allogénique dont la compatibilité avec le receveur dépend de la présence des antigènes du système majeur d'histocompatibilité ou marqueurs HLA. Pour éviter le rejet immunitaire, il faut disposer d'un nombre important de banques de lignées de cellules souches embryonnaires afin de tenter de correspondre à un maximum de receveurs potentiels. Cette solution s'avère difficile à mettre en œuvre.

- **Le problème éthique**

L'utilisation des cellules souches embryonnaires pour la recherche suscite évidement des débats éthiques, notamment pour certains groupes, religieux ou pas, qui considèrent l'extraction de cellules souches embryonnaires comme une atteinte à l'intégrité de l'embryon. La diversité de la réglementation, d'un pays à un autre, montre à quel point cette question est difficile à trancher.

L'utilisation et la recherche sur les CS sont autorisées depuis longtemps dans certains pays tels que les Etats Unis et la Suède. Alors qu'en France, la loi de bioéthique interdit l'utilisation des CSE humaines pour la recherche. Cette loi a été révisée le 22 janvier 2002 par l'Assemblée Nationale et a autorisé la recherche sur les embryons surnuméraires issus de la FIV dans certaines conditions, c'est-à-dire que les recherches ne sont autorisées qu'à titre dérogatoire. [153]

En Tunisie, la loi organisant l'éthique médicale soulève cet obstacle. Elle précise que le problème du statut de l'embryon humain et le concept de la personne potentielle de l'embryon, même conçue in vitro, fut qu'il ne peut être instrumentalisé pour le progrès thérapeutique. Elle précise aussi, qu'il n'est pas justifiable de créer des embryons humains pour les détruire et obtenir des cellules souches à des fins thérapeutiques. [151]

- **La pureté des lignées**

Les lignées de cellules souches ne sont pas toutes de puretés identiques. Elles peuvent être contaminées par des cellules d'animaux et par des produits de laboratoire.

En effet, la culture des CSE avec des facteurs de croissance ainsi que les méthodes de sélection utilisées, peuvent altérer génétiquement les lignées.

5. Les cellules souches adultes

5.1. Définition [6, 17, 21, 106, 149, 155, 158]

Le concept de cellules souches est apparu dans les années 50, lorsque l'on a découvert et compris que le mécanisme de régénération tissulaire existait sans doute dans toutes les structures de l'organisme. [6]

Les cellules humaines adultes possèdent un potentiel régénérateur certain qui nous permet de nous développer et de préserver notre organisme jusqu'à la mort. La cicatrisation de la peau en est une illustration parfaite. Ces cellules régénératrices sont appelées les cellules souches adultes : elles sont naturellement présentes dans les organes et permettent une régénération des cellules dans un certain nombre de circonstances physiologiques ou pathologiques. C'est grâce à elles, par exemple, que le foie peut se reconstituer après une hépatectomie partielle, que les fibres musculaires peuvent être régénérées pendant une certaine période de la vie chez les malades atteints de maladies neuromusculaires ou que des lésions de la peau peuvent être guéries. [149]

Présentes dans chaque organe aux côtés de cellules différenciées et fonctionnelles, un contingent de cellules indifférenciées se maintient dans un état quiescent, comme endormi, jusqu'à ce que l'organisme à la suite de lésion, libère des signaux d'activation (facteurs de croissance) provoquant leurs divisions. Elles participent ainsi à l'homéostasie, c'est-à-dire le maintien physiologique d'un organe ou d'un tissu, en remplaçant les cellules mortes, que cela soit naturellement ou après une lésion, assurant ainsi la pérennité et la fonction de l'organe pendant la vie de l'individu.

Ces cellules régénératrices remplissent cette fonction, grâce à leur auto-renouvellement, ce qui évite le tarissement du réservoir de cellules souches, et se différencient pour acquérir les caractéristiques du tissu à réparer.

5.2. Les caractéristiques [17]

Les CSA possèdent des caractéristiques qui les distinguent des cellules souches embryonnaires :

- Elles sont multipotentes : elles peuvent produire des cellules de morphologie et de fonction très différentes, généralement groupées au sein d'un même organe ou d'un même tissu. C'est le cas des cellules souches hématopoïétiques qui produisent toutes les cellules sanguines.
- Elles ne se multiplient pas à l'infini à l'état indifférencié.
- Elles sont très hétérogènes compte tenu de la diversité des tissus de l'organisme auxquels elles appartiennent.

5.3. La localisation [17, 59, 77, 94, 105, 121, 134, 142]

Les CSA ont été isolées à partir de presque tous les tissus de l'organisme (Jones et al. 2008). [59]

On admet que chaque organe, à l'état adulte, est susceptible de contenir un pool de CS qui se maintient dans un environnement défini appelé « niche » (Figure5).

Ces niches ont été identifiées dans l'intestin (Potten et al. 1997) [105], dans l'ovaire (Xie et al. 1998) [134], dans le cerveau (Palmer et al. 2000) [94] et dans l'épiderme (Sun et al. 2007). [121]

La moelle osseuse chez l'homme adulte comporte plusieurs types de cellules souches et progéniteurs : les cellules souches hématopoïétiques et non hématopoïétiques (Zhang et al. 2003). [142]

La niche est constituée de cellules spécialisées, de matrice extracellulaire, de molécules d'adhésion et de facteurs de croissance en contact étroit avec les cellules souches (Lin 2008). [77]

Elle assure un environnement dans lequel chaque cellule souche se divise. L'une des cellules filles participerait au maintien constant de leur nombre, l'autre s'engageant dans une voie de différenciation spécifique d'un tissu ou d'un organe (épiderme, os, muscle...). En plus, ces niches offrent aux cellules souches une protection contre les stimuli de différenciation, d'apoptose, et tout autre signal qui pourrait perturber le maintien du stock. La niche évite aussi la surproduction qui pourrait mener au cancer.

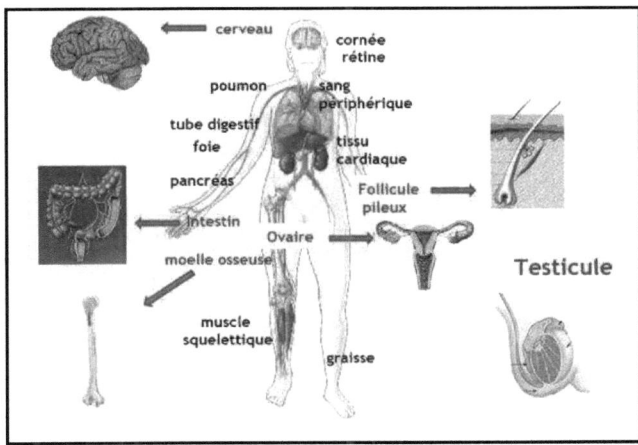

Figure 5 : Les organes producteurs de cellules souches [59]

5.4. Les limites d'utilisation des cellules souches adultes
[158]

Les CSA sont prometteuses en matière de thérapie cellulaire et de médecine régénératrice mais elles présentent certaines limites :

> ➤ La localisation des CSA représente la première difficulté rencontrée par les scientifiques. En effet, il n'existe, à l'heure actuelle, aucun marqueur spécifique de ces cellules permettant de les détecter précisément. Les nombreuses recherches supposent, cependant, qu'elles sont présentes au sein de tous les organes du corps, ce qui permet d'espérer des découvertes intéressantes dans les années à venir.
> ➤ Les CSA possèdent également un potentiel faible de prolifération in vitro. Ceci est dû à la grande difficulté de produire des milieux de culture favorables à leur développement. Ces cellules perdent, en culture, une part de leur potentiel d'auto-renouvellement mais aussi de leur caractère multipotent.
> ➤ Les CSA ne sont pas toutes douées de plasticité, c'est-à-dire qu'elles ne sont pas toutes capables de changer de lignage cellulaire pour ensuite se redifférencier.
> ➤ En plus, ces cellules ne permettent pas de couvrir l'ensemble des pathologies potentiellement accessibles à la thérapie cellulaire. Elles paraissent efficaces pour traiter des lésions peu étendues. De plus, ces cellules ont une faible capacité de « homing », c'est-à-dire une fois greffées, ces cellules ont du mal à se reconnaître et à se diriger vers les zones tissulaires ou organiques à traiter.

Cette moindre efficacité est sans doute liée au manque de connaissance sur les propriétés biologiques comme sur les mécanismes de différenciation des cellules souches adultes. Ainsi, si les chercheurs arrivent à pallier ces limites, les CSA seront ainsi des candidates adéquates pour la médecine régénératrice puisqu'elles vont permettre de pallier aux problèmes éthiques majeurs observés avec les CSE.

5.5. Comparaison des cellules souches embryonnaires et des cellules souches adultes [158]

- ➤ La différence la plus significative est celle de la source des cellules. En effet, contrairement aux cellules souches adultes qui sont rares et difficilement localisables, la quantité et la disponibilité des cellules souches embryonnaires sont deux avantages incontestables d'autant qu'au stade fondamental, la recherche nécessite un matériau facilement disponible et à grand rendement.
- ➤ La capacité d'auto-renouvellement est plus importante avec les CSE. Les CSA ont un potentiel de division limité contrairement aux cellules souches embryonnaires, qui peuvent se multiplier pendant des périodes indéfinies.
- ➤ Aucune formation tumorale n'a été rapportée avec l'utilisation des cellules souches adultes et certains auteurs considèrent que le risque cancérigène serait plus élevé lors de stratégies thérapeutiques faisant appel à des CSE qu'avec l'usage des CSA.
- ➤ Une meilleure tolérance immunitaire dans certains cas : tout processus de greffe allogénique de cellules souches adultes comporte des risques de rejets puisque les antigènes du système HLA sont clairement exprimés à leurs surfaces. Cette difficulté ne se pose pas lorsqu'il s'agit d'une autogreffe.
- ➤ Elles sont difficiles à manipuler, il est difficile de prédire et de reproduire la différenciation en un tissu désiré et pas un autre (Tableau I).

Tableau I : les différences entre les CSE et CSA [158]

Désignation	CSE	CSA
Sources	Obtenu par culture in vitro des cellules de la masse interne de l'embryon précoce	Se trouve dans plusieurs tissus de l'organisme
Abondance tissulaire	Elevée	Très faible Difficile à identifier et à isoler
Capacité à se différencier spontanément	Oui, dans des conditions tissulaires favorables de culture	Non
Potentiel régénérateur	Pluripotente	Multipotente
Capacité de spécialisation en cellules de types tissulaires variés	Elevée	Limitée
Résistance à la culture in vitro	Très bonne	Mauvaise : elles perdent leur caractère multipotent et sont difficiles à conserver.
Capacité d'auto-renouvellement	Grande et illimitée	In vivo, mécanisme de la division asymétrique permettant au stock de cellules de ne jamais s'amoindrir.

6. Les différents types de cellules souches adultes [21]

Le rôle des CSA est de maintenir l'homéostasie de certains organes en renouvelant les cellules de manière continue tout au long de la vie mais aussi de manière plus soutenue lors d'une lésion. Très schématiquement, ces cellules souches fonctionnent en permanence dans les tissus qui se renouvellent en permanence tels que la peau, les intestins, les cellules hématopoïétiques et à un degré moindre l'os et le muscle. Ces cellules ouvrent de nouvelles perspectives à la médecine régénératrice. En effet, les stratégies thérapeutiques utilisant les CSA impliquent éventuellement de pouvoir les isoler, les amplifier et surtout de s'assurer de leur efficacité, c'est-à-dire de leur capacité à produire des cellules différenciées tissulaires fonctionnelles une fois réimplantées. On va distinguer les CS de la moelle osseuse et les CS présentes dans d'autres tissus dont l'identification est plus récente et parfois incertaine.

6.1. Le prototype des cellules souches adultes : les cellules souches de la moelle osseuse [13, 21, 158]

La moelle osseuse (MO) est localisée dans les cavités osseuses occupant, chez l'adulte, les os plats et les épiphyses des os longs. Elle se situe au sein du tissu osseux spongieux vascularisé. La fonction principale de la moelle osseuse est l'hématopoïèse. Il s'agit d'un ensemble de mécanismes assurant le remplacement continu et régulé des différentes cellules sanguines.

La MO est composée de deux principaux systèmes distincts : le tissu hématopoïétique proprement dit et le support associé appelé stroma. Plusieurs études ont démontré la coopération entre ces deux populations cellulaires. Les cellules hématopoïétiques influencent l'activité des cellules stromales, qui servent de support mécanique à la différenciation des cellules hématopoïétiques.

En effet, les cellules du stroma de la moelle osseuse produisent des signaux, qui participent au développement et à la maturation des cellules sanguines. Le stroma de moelle osseuse contient des cellules souches multipotentes (CSSMO). [13]

6.1.1. Les cellules souches hématopoïétiques [20, 21, 22, 66]

Dans le système hématopoïétique, l'existence de CS dans la moelle osseuse a été postulée avant même leur identification formelle, pour expliquer la production quotidienne de millions de cellules sanguines. Il s'agit de cellules souches hématopoïétiques (CSH). C'est sur ce postulat que les greffes de moelle osseuse ont été proposées dans les années 1975, alors que les CSH n'ont été identifiées à l'échelon clonal que dix ans plus tard (Kondo et al. 2003). [66]

Ces cellules sont pluripotentes et sont capables de s'auto renouveler et de se différencier vers toutes les lignées hématopoïétiques y compris la lignée lymphoïde.

Contrairement à ce que l'on observe avec les CSE, il est impossible de faire proliférer des CSH en nombre important sans qu'elles se différencient, ce qui témoigne d'un auto-renouvellement très limité in vitro. In vivo non plus, les CSH ne sont pas éternelles, elles vieillissent, perdent leur capacité de reconstitution et expriment un biais de différenciation vers les lignées myéloïdes, ce qui explique en partie le déficit lymphoïde chez les sujets âgés. [22]

6.1.2. Les cellules souches mésenchymateuses [10, 13, 18, 79, 96, 98, 102]

Au début des années 1970, Owen et al [96] ont été les premiers à montrer que la moelle osseuse contenait une population de cellules adhérentes, d'aspect fibroblastique, qu'ils ont nommées cellules stromales médullaires.

Ces cellules stromales également appelées des cellules souches mésenchymateuses (CSM) sont des cellules primordiales d'origine mésodermale. Elles forment le tissu conjonctif de tout le corps.

Ces cellules sont capables d'auto-renouvellement et servent de précurseurs pour les fibroblastes, l'os, le cartilage, les muscles, les tendons, la graisse, les cellules musculaires lisses et les cellules endothéliales des vaisseaux. Leur multipotence a été prouvée à l'échelon unicellulaire (Pittenger et al. 1999). [102]

Les CSM se différencient aussi en myofibroblastes, composant capital du stroma supportant l'hématopoïèse (Charbord et al. 1998). [18]

Elles secrètent de façon constitutive ou après induction, un grand nombre de cytokines spécifiques de l'hématopoïèse (Majumdar et al. 2000). [79]

En effet, elles sont capables de se différencier, dans des conditions appropriées, en cellules de l'appareil locomoteur (les ostéocytes, les ténocytes, les chondrocytes) et en adipocytes. Les cellules stromales médullaires assurent aussi, le soutien de l'hématopoïèse. En culture clonogénique, les CSM forment des colonies dites Colony Forming Unit Fibroblastic (CFU-F). [10]

Parallèlement, à la moelle osseuse, d'autres tissus contiennent des cellules très voisines des CSM. Deux d'entre eux représentent des sources alternatives prometteuses : le tissu adipeux et le sang du cordon ombilical.

6.2. Autres types de cellules souches adultes

6.2.1. Les cellules souches du tissu adipeux [23, 24, 86, 103, 111]

Le tissu adipeux est apparu comme une nouvelle source de cellules souches (Rodriguez et al. 2005). [111]

Contrairement aux autres organes, le tissu adipeux a la particularité unique d'être à la fois abondant et facilement prélevable, notamment grâce à la liposuccion. Le site de prélèvement est en zone abdominale et sous-cutanée. [23]

Ce tissu adipeux contient au moins 100 fois plus de cellules souches mésenchymateuses que la MO. Elles ont des potentialités au moins équivalentes à leur homologues d'origine médullaire, que sur le plan du pouvoir immunomodulateur.

Les cellules souches du tissu adipeux sont multipotentes et peuvent se différencier, in vitro en présence d'un mélange hormonal approprié, en adipocytes, en cellules endothéliales et en myocytes. Egalement, elles sont capables de donner, in vitro, des ostéoblastes, des chondroblastes et des myocytes (Zuk et al. 2001). [144]

Plus récemment, il a été montré que la fraction stromale du tissu adipeux contient une population de cellules ayant le pouvoir de se différencier en cardiomyocytes (Planat-Bénard et al. 2004) [103] et capables, chez la souris, de reconstruire le réseau vasculaire d'un membre ischémié (Miranville et al. 2004) [86]

6.2.2. Les cellules souches du sang du cordon ombilical [13, 17, 108, 152]

Le sang du cordon contient aussi des CSM mais elles sont moins abondantes que dans la moelle osseuse. Les cellules souches du sang du cordon ombilical ont permis, depuis 1989, plus de 7000 transplantations dans le monde entier.

En effet, des cellules souches du sang du cordon ombilical de nouveaux nés sont congelées dans des banques de cellules souches qui permettent, au niveau mondial, de disposer de cellules hématopoïétiques compatibles pour greffer les patients. Elles constituent également un enjeu commercial, car plusieurs firmes proposent aux parents de les stocker pour permettre aux enfants d'avoir recours à leurs propres cellules souches. [17]

De plus elles présentent des avantages supplémentaires par rapport à l'utilisation de cellules extraites de la moelle. En effet, le prélèvement ne présente aucun risque ni pour la mère ni pour l'enfant alors que, le prélèvement de la moelle se pratique sous anesthésie. Leur congélation permet de les conserver. De plus, l'état immature de ces cellules réduit le risque de rejet immunitaire.

Ces CSM du sang du cordon ombilical, ont un profil phénotypique qui est superposable à celui des cellules de la MO. Elles possèdent la capacité de se différencier en ostéocytes, chondrocytes, et même en adipocytes. [13]

En revanche, il faut savoir que certains paramètres influencent le succès à savoir : le temps entre le recueil du sang du cordon et l'isolement et le volume prélevé. [13]

6.2.3. Les cellules souches du système nerveux [106, 152]

Jusqu'à la fin du 20e siècle, les scientifiques considéraient le cerveau comme un organe stable, dépourvu de mécanisme de régénération neuronale. A partir des années 1960, grâce à la sophistication des techniques de biologie cellulaire et moléculaire, de nombreuses observations se sont succédées et ont permis de mettre en évidence ce qui était autrefois considéré comme une hérésie : des neurones qui naissent dans le cerveau adulte tout au long de la vie chez les mammifères.

6.2.4. Les cellules souches du fluide amniotique [7, 8, 28]

Le liquide amniotique contient des cellules des tissus embryonnaires et extra embryonnaires différenciées et indifférenciées dérivant de l'ectoderme, du mésoderme et de l'endoderme. Ces cellules qui expriment à la fois des gènes caractéristiques des cellules souches embryonnaires et des cellules souches adultes, sont non seulement faciles à obtenir et à cultiver, mais aussi capables de se différencier en nombreux tissus adultes fonctionnels et ne posent aucun problème éthique puisqu'elles ne nécessitent pas la destruction d'un embryon. [8]

De plus, elles sont aptes à former des cellules adipocytaires, ostéogéniques, myogéniques, endothéliales, neuronales et hépatiques (de Coppi et al. 2007). [28]

6.2.5. Les cellules souches issues du muscle [5, 21, 22, 104, 122, 158]

Dans certaines pathologies, le muscle peut manifester une formation osseuse ectopique anormale. Ceci suggère l'existence de cellules ostéocompétentes au sein de ce tissu.

Il est alors possible d'isoler, à partir du muscle, une population cellulaire ayant des caractéristiques d'auto-renouvellements et de multipotentialités. Elles sont situées dans une logette contre la fibre musculaire différenciée, d'où leur nom de cellules satellites (Tajbakhsh et al. 2005). [122]

En cultivant ces cellules dans des conditions particulières, elles peuvent former des cellules musculaires, des adipocytes, des chondroblastes et même des ostéoblastes et ceci aussi bien in vivo qu'in vitro (Asakura et al. 2001). [5]

Ainsi, le tissu musculaire constitue une source potentielle de cellules ostéoformatrices qui pourrait être exploitée chez des patients avec une moelle osseuse de mauvaise « qualité ».

6.2.6. Les cellules souches au niveau du derme [2, 3, 42, 72, 128, 130, 143, 158]

La peau est un organe très intéressant pour la médecine régénératrice. En plus des nombreuses applications des substituts cutanés, par exemple pour le traitement des grands brûlés, des ulcères cutanés ou encore pour la chirurgie reconstructrice, il est possible d'extraire différents types de cellules souches à partir d'une biopsie cutanée prélevée chez l'adulte.

En effet, en plus des cellules souches épithéliales, des cellules souches mésenchymateuses multipotentes ont été retrouvées au sein du derme (Gingras et al. 2007) [42] et du tissu adipeux de la peau adulte (Zuk et al. 2001). [143]

Ces cellules sont en mesure de se spécialiser en fibroblastes et en adipocytes (Vermett et al. 2007) [128], fournissant ainsi la matière première pour la reconstruction respective du derme et de l'hypoderme en laboratoire.

Les cellules souches on été localisées dans la couche basale de la peau glabre (Watt et al. 2006) [130], et dans la région du renflement du follicule pileux.

En plus qu'il renferme des cellules souches qui génèrent les kératinocytes de l'épiderme et les différentes parties du poil, le renflement du follicule pileux contient des précurseurs des mélanocytes (Nishimura et al. 2002). [95]

De plus, des précurseurs des cellules neuronales (Amoh et al. 2005) [2] et vasculaires (Amoh et al. 2004) [3] ont été retrouvés au sein de la région du renflement dans la vibrisse qui désigne les poils situés dans les narines de l'homme.

L'environnement tridimensionnel du renflement semble donc constituer une niche favorable à l'établissement et au maintien des cellules souches.

6.3. Les cellules souches au niveau des dents [44, 45, 68, 76, 88, 90, 115, 118]

La pulpe dentaire est un tissu mésenchymateux spécifique qui contient des précurseurs capables de se différencier en odontoblastes pour former la dentine de réparation après coiffage pulpaire.

La première étude démontrant la présence des CS au sein des dents a été publiée en 2000 (Gronthos et al. 2000). [45]

Les cellules souches dentaires (CSD) résident dans de multiples niches au niveau des dents temporaires et permanentes (Li et al. 2005). [76]

Ces cellules sont obtenues par digestion enzymatique de pulpes dentaires de dents de sagesse ou de dents temporaires et elles ont la capacité de former des colonies et de se différencier en adipocytes et en cellules nerveuses sous certaines conditions (Gronthos et al. 2002) [44] (Miura et al. 2003). [88]

Ces cellules souches de la pulpe dentaire (CSPD) sont considérées comme des cellules souches mésenchymateuses et elles sont plus prolifératives que les CSM de la moelle osseuse. Elles sont connues pour former des nodules calcifiés et des cellules ressemblant aux neurones (neuron-like cells) (Gronthos et al. 2002). [44]

Elles résident au niveau des niches périvasculaires au sein de la pulpe dentaire.

Ces résultats suggèrent que les cellules pulpaires humaines sont des cellules multipotentes qui ne sont pas restreintes à la seule réparation dentinaire.

De plus, les cellules souches des dents temporaires exfoliées (CSDTE) (Miura et al. 2003) [88], les cellules souches du ligament parodontal (CSLP) (Seo et al. 2004) [115], les cellules souches de la papille apicale (CSPA) (Sonoyama et al. 2008) [118] et les cellules souches du sac folliculaire (CSSF) (Morsczeck et al. 2005) [90] ont été aussi identifiées.

Ces cellules souches de la pulpe dentaire sont en cours d'exploration pour des éventuels multiples usages scientifiques et cliniques.

6.3.1. Les cellules souches des dents permanentes [12, 45, 87, 127]

La possibilité que la pulpe dentaire puisse contenir des cellules souches mésenchymateuses, a été suggérée pour la première fois en observant les traumatismes dentaires touchant les structures dentaires. En effet, on observe un processus de réparation naturel de la pulpe stimulée, grâce à laquelle de nouveaux odontoblastes sont formés produisant ainsi une nouvelle dentine réparatrice (Mitsiadis et al 2004). [87]

Les premières cellules souches isolées à partir du tissu pulpaire d'une dent humaine adulte étaient nommées les cellules souches de la pulpe dentaire (CSPD) (Gronthos et al. 2000). [45]

Elles ont été isolées à partir des troisièmes molaires et elles possèdent un potentiel prolifératif élevé ainsi qu'une capacité à former des colonies donnant des nodules sporadiques mais densément calcifiés.

6.3.2. Les cellules souches des dents temporaires exfoliées [12, 88, 127]

L'isolation de cellules souches à partir de source accessible est indispensable pour la médecine régénérative. Des résultats montrent l'isolation de progénitures mésenchymateuses issues de la pulpe de dents temporaires exfoliées (CSDTE) (Miura et al. 2003). [88]

6.3.3. Les cellules souches du ligament parodontal [12, 33, 40, 115, 127]

Le ligament parodontal est un tissu conjonctif fibreux contenant une population de cellules situées entre le cément et l'os alvéolaire et qui agit comme un amortisseur des chocs lors de la mastication. Ce ligament a été longtemps reconnu comme étant un tissu abritant une population de progéniteurs cellulaires. Récemment, plusieurs études ont identifié une population de cellules souches au sein de ce ligament parodontal (CSLP) apte à se différencier tout au long de la lignée de cellules souches mésenchymateuses permettant de produire des adipocytes, des cementoblastes et du tissu conjonctif riche en collagène de type I in vitro et in vivo (Seo et al. 2004) [115] (Gault et al. 2010). [40]

6.3.4. Les cellules souches de la papille apicale [12, 118, 124, 127]

La papille apicale est seulement présente durant la formation de la racine dentaire et avant l'éruption de la dent au niveau de la cavité orale. Une population de cellules souches dentaires a été découverte à ce niveau, il s'agit des cellules souches de la papille apicale (CSPA) (Sonoyama et al. 2008). [118]

Elles montrent des taux plus élevés de prolifération, in vitro que les CSLP, et apparaissent plus efficaces que les CSLP pour la formation de l'organe dentaire.

6.3.5. Les cellules souches du sac folliculaire [90, 127]

Le sac folliculaire est un tissu conjonctif lâche, d'origine ectomésenchymateuse qui entoure l'organe de l'émail et la papille dentaire durant le développement du germe dentaire avant l'éruption. Il contient des cellules progéniteurs telles que les cémentoblastes, les ostéoblastes et les cellules du ligament parodontal.

Les cellules souches du sac folliculaire ont été isolées pour la première fois à partir du sac folliculaire de germes de dents de sagesse, ces cellules sont alors nommées les CSSF (Morsczeck et al. 2005). [90]

La thérapie cellulaire est certainement le champ d'application le plus attrayant avec des enjeux médicaux considérables. Quel médecin n'a jamais espéré pouvoir réparer entièrement les tissus endommagés de ses patients ? Cette médecine régénératrice pourrait se substituer à terme aux traditionnelles greffes d'organes.

Avec leurs propriétés d'auto-renouvellement, de différenciation et de prolifération, les cellules souches présentent un véritable potentiel dans ce contexte, d'autant que leur champ d'application en thérapie cellulaire est immense : nos organes subissent, en effet, aussi bien les agressions, les maladies et le vieillissement.

1. Réalité thérapeutique des cellules souches adultes [21]

Il existe deux stratégies possibles d'utilisation des cellules souches en thérapeutique : soit que l'on stimule les CS endogènes, soit que l'on apporte des CS exogènes ou leurs descendants, les progéniteurs.

Les deux méthodes sont envisagées selon les tissus concernés.

1.1. Stimuler l'activité de réparation endogène [21]

Dans le domaine cardiovasculaire, des essais cliniques récents, en période post – infarctus, ont consisté à greffer des cellules de la MO par voie intramyocardique. L'idée initiale était peut être de remplacer des cardiomyocytes défaillants. Mais on sait aujourd'hui que le principal effet de ces cellules médullaires est trophique, réduisant l'apoptose, stimulant l'angiogenèse et probablement l'activation de précurseurs myocytaires locaux.

Une autre technique permettant de stimuler les CS endogènes est d'agir sur les cellules nourricières qui constituent leur niche tissulaire et de leur faire délivrer un message de prolifération aux cellules souches avoisinantes.

Les Perspectives et les Domaines d'Exploitation

1.2. Essais d'utilisation des cellules souches exogènes [21]

Certains essais thérapeutiques utilisent des cellules appelées progéniteurs, certes descendants immédiats des cellules souches, mais ayant déjà perdu les attributs cardinaux que sont l'auto-renouvellement et la multipotence.

C'est le cas de la transplantation des îlots β de Langerhans pour traiter un diabète insulinodépendant, ou encore la transplantation des neurones fœtaux afin de guérir des patients atteints de la maladie de Huntington. Mais aussi, il peut s'agir de l'injection de certains progéniteurs ostéogéniques pour traiter des pathologies osseuses.

2. Les débouchées thérapeutiques [16, 17, 21, 73]

Il n'existe pas une thérapie cellulaire unique permettant de faire de la médecine régénératrice mais autant de méthodes qu'il y a de pathologies à traiter. De nombreuses maladies sont liées à une déplétion cellulaire. La seule solution consiste généralement, en une greffe mais face aux problèmes d'histocompatibilité, s'ajoute la faible offre de greffons par rapport au nombre de personnes malades. Ainsi, la thérapie cellulaire apporte un nouvel espoir aux malades atteints de maladies incurables. En effet, elle a pour principe de prélever des cellules souches, de les purifier, de les multiplier in vitro, puis soit de les injecter dans l'organisme pour leur faire élaborer les tissus nécessaires à la réparation de l'organe lésé, soit auparavant d'orienter, in vitro, leur différenciation vers le tissu à traiter, avant de les injecter.

On peut ainsi traiter des zones difficilement accessibles comme le cerveau. Les cellules produites sont injectées par voie intraveineuse. Elles migrent vers le tissu lésé et favorisent alors le processus de guérison, notamment dans le traitement des lésions radio-induites (Chapel et al. 2004). [16]

Elles peuvent aussi être injectées, localement dans le site (Lataillade et al. 2007) [73]. On peut citer d'autres domaines thérapeutiques dans lesquels les perspectives d'utilisation de la thérapie cellulaire semblent réalistes: hématologie, dermatologie, rhumatologie, cancérologie, ophtalmologie, maladies neuro-dégénératives, cardiologie, hépatologie (Tableau II).

Tableau II : Utilisations des cellules provenant de la transformation de cellules souches : les possibilités acquises [155]

	Cellules souches transformées en	Applications
	Cellules nerveuses spécialisées (Neurones, cellules gliales…)	Maladie de Parkinson, maladie d'Alzheimer et autres maladies neurodégénératives, traumatismes de la moelle épinière, Sclérose en plaques….
	Cellules du muscle cardiaque (cardiomyocytes)	Infarctus du myocarde, insuffisance cardiaque, consolidation du muscle cardiaque dans les malformations cardiaques
	Cellules produisant de l'insuline (Ilôts de Langerhans)	Diabète Insulino dépendant
	Cellules du cartilage (chondrocytes)	Arthrite, arthrose
	Cellules sanguines	Cancer, immunodéficiences, leucémie, maladie sanguine génétique
	Cellules du foie (hépatocytes)	Hépatite aigue ou chronique, cirrhose, cancer du foie
	Cellules de la peau	Brûlures…
	Cellules osseuses	Pertes osseuses, fractures, ostéoporose
	Cellules de la rétine	Dégénérescence rétinienne liée à l'âge, cécités…
	Cellules des muscles squelettiques	Dystrophie musculaire, amyotrophies, pertes musculaires de diverses causes…
	Odontoblastes	La régénération des structures dentino-pulpaires

3. Recherche sur les cellules souches adultes : résultats et applications

3.1. Thérapie cellulaire pour l'insuffisance cardiaque post-ischémique [8, 17, 20, 65, 80, 83, 85, 121, 155]

Des populations de cellules souches cardiaques endogènes capables de se différencier en cardiomyocytes et en cellules de la lignée vasculaire, ont été isolées avec succès et elles ont pu proliférer lors de cultures issues des biopsies de myocardes humains. Cela suggère, que ces cellules peuvent être utilisées pour la réparation du tissu cardiaque.

L'injection intramyocardiaque de ces cellules chez les souris ayant subi un infarctus du myocarde, a permis d'observer le développement des cardiomyocytes et la formation de cellules vasculaires avec la reprise de la fonction systolique (Messina et al. 2004). [85]

En effet, à la suite d'un épisode ischémique, une cicatrice fibreuse se substitue au myocarde sain car les cardiomyocytes adultes sont endommagés. Et pour que le cœur puisse continuer à fonctionner correctement, les cellules endommagées doivent être remplacées.

Les cellules progénitrices du cœur, c'est-à-dire les cellules souches du cœur qui peuvent former les différents tissus qui composent le cœur, comme les vaisseaux sanguins et le muscle existent, mais chez l'adulte elles ne sont pas assez actives pour réparer les dégâts.

La thérapie cellulaire a été développée dans ce contexte comme stratégie alternative visant à améliorer la structure et la fonction du myocarde défaillant, et plusieurs types cellulaires ont été envisagés. Que ce soit des cellules souches embryonnaires ou adultes, ces dernières peuvent régénérer le cœur infarcté. Injectées dans le sang ou au niveau du cœur, ces cellules souches ou cardiomyocytes déjà différenciés remplacent les cellules détruites lors de l'infarctus ou au moins aident à la régénération des tissus en mobilisant d'autres cellules.

De plus, plusieurs équipes ont montré que la transplantation de cardiomyocytes fœtaux améliorerait chez l'animal la performance cardiaque. Cependant, des problèmes immunologiques, logistiques et éthiques entravent les perspectives cliniques de l'utilisation de ces cardiomyocytes fœtaux humains.

Une autre alternative consiste à utiliser les cellules souches de la moelle osseuse. Ces dernières peuvent se différencier, in vitro, en cardiomycoytes (Makion et al. 1999). [80]

De plus, il a été suggéré que ces cellules issues de la moelle osseuse libèrent les facteurs stimulant l'angiogènèse, protègent les cardiomyocytes de l'apoptose cellulaire et induisent le recrutement et la prolifération des cardiomyocytes endogènes (Kocher et al. 2001). [65]

En même temps, plusieurs chercheurs ont souligné l'intérêt clinique des cellules musculaires squelettiques. La procédure consiste à prélever, par biopsie, un petit fragment dans un muscle de la cuisse du patient. A partir de cet échantillon, des cellules souches musculaires sont isolées, puis cultivées, avant d'être injectées directement dans le muscle cardiaque à la suite d'un infarctus.

La première application a eu lieu en 2000 en France, chez dix patients inclus dans une étude de phase I, dans le cadre d'un protocole hospitalier de recherche clinique. Les résultats montrent l'amélioration de la fonction cardiaque. Sauf que quatre des patients ont présenté des troubles du rythme ventriculaire tardifs. (Menasché et al. 2008). [83]

L'origine de ces arythmies n'est pas connue. Ces évènements, cependant, sont fréquents chez les patients souffrant d'insuffisance cardiaque à ce stade, mais un rôle potentiel joué par la greffe cellulaire ne peut être écarté. [121]

3.2. Thérapie cellulaire et maladies neurologiques [17, 20, 47, 155]

Le domaine de la neurologie fait l'objet d'une recherche intensive. L'objectif est de remplacer ou de régénérer les cellules nerveuses altérées. L'utilisation des cellules souches adultes (comme les cellules mésenchymateyses) devrait offrir une nouvelle perspective de traitement pour des maladies jusqu'à présent incurables telles que la maladie d'Alzheimer, la maladie de Parkinson ou la sclérose en plaques. (Gupta et al. 2007). [47]

La chorée de Huntington est une affection héréditaire du système nerveux central due à une dégénérescence de certains noyaux gris centraux du cerveau. L'essentiel de l'activité expérimentale et clinique de l'équipe de Marc Pescanski [20] s'est porté sur l'utilisation des CSF afin de mettre au point une thérapie cellulaire chez des patients atteints de maladies neurodégénératives. Les premiers résultats positifs concernant le traitement de la maladie de Huntington ont été obtenus chez 5 patients, dont 3 ont montré une amélioration clinique de longue durée. En effet, les neurones fœtaux s'intègrent dans le parenchyme nerveux, acquièrent un phénotype adulte et remplacent anatomiquement et fonctionnellement des neurones perdus.

Ainsi, l'objectif à atteindre est de créer des banques de neurones dans lesquelles les neurochirurgiens n'auront qu'à puiser ce dont ils nécessitent pour l'expérience. On peut alors, envisager deux solutions et elles sont toutes les deux explorées aujourd'hui : la xénogreffe de tissu nerveux fœtal et l'implantation de cellules dérivées de cellules souches humaines

Dans le cas des xénogreffe, les traitements immunosuppresseurs doivent être associés. Les risques inhérents à de tels traitements doivent être évalués en fonction des résultats attendus.

Pour la greffe de neurones dopaminergiques, des questions restent bien posées, et parmi lesquelles il faut certainement souligner celles de la stabilité génotypique et phénotypique de ces cellules après greffe et de l'intégration anatomique et fonctionnelle des neurones ainsi créés.

3.3. Thérapie cellulaire et hématologie [17, 20, 34, 75]

Les CSM ont été utilisées soit, pour aider à la reprise de l'hématopoïèse, soit pour lutter contre la maladie du greffon contre l'hôte (GVHD). La GVHD peut aboutir dans ses formes les plus sévères à la mort du patient.

L'injection de CSM a permis d'améliorer rapidement les signes cliniques d'un patient atteint de GVHD sévère du foie et des intestins, réfractaire à tous les traitements immunosuppresseurs. L'efficacité du traitement semble due à l'effet immunomodulateur des CSM sur les lymphocytes de l'hôte. Les CSM permettraient une récupération fonctionnelle de l'intestin (le Blanc et al. 2004). [75]

La greffe de cellules souches mésenchymateuses constitue la seule espérance de guérison dans plusieurs hémopathies malignes telles que les leucémies aiguës, les myélomes, les aplasies médullaires...

Enfin, comme pour les CSM, un auteur rapporte l'utilisation avec succès des cellules souches du tissu adipeux pour contrôler une GVHD résistante à toutes les thérapeutiques (Fang et al. 2006). [34]

3.4. Thérapie cellulaire et orthopédie [49]

La thérapie cellulaire osseuse se propose d'augmenter la réparation du tissu osseux en apportant localement des cellules ostéocompétentes. Afin d'aboutir à un geste thérapeutique efficace, il est nécessaire d'obtenir un nombre suffisant de cellules ostéocompétentes d'où l'intérêt d'utiliser des cellules souches capables de proliférer de manière importante et de se différencier efficacement en cellules ostécompétentes.

Les cellules du stroma de la moelle osseuse sont les CSA les plus couramment employées. Leurs potentiels ostéogènes ont été mis en évidence dès 1968 : implantées in vivo, elles sont capables de donner naissance à un tissu osseux néoformé. Lorsque les CSM sont cultivées avec des agents inducteurs appropriés (acide ascorbique, dexaméthasone...), elles peuvent acquérir in vitro un phénotype ostéoblastique. In vivo, elles peuvent initier une formation osseuse en site intramusculaire, sous cutané ou osseux pourvu qu'elles soient transplantées après avoir été ensemencées sur un matériau ostéoconducteur.

Chez des enfants atteints d'ostéogénèse imparfaite, l'injection intraveineuse de CSM allogéniques de la moelle osseuse était suivie d'une reprise de la croissance (Horwitz et al. 2002). [49]

Egalement, le tissu musculaire constitue donc une source potentielle de cellules ostéoformatrices qui pourraient être employées dans les cas où les patients présentent une moelle osseuse de mauvaise qualité comme chez des patients malades ou âgés. Le tissu adipeux est une autre source de cellules ostéocompétentes envisageable. Il est possible d'obtenir une population de cellules qui peut être orientée vers un phénotype ostéogène.

A ces cellules, il est souvent nécessaire d'associer un biomatériau (céramiques ou polymères) qui va servir de charpente à la néoformation du tissu osseux.

3.5. Thérapie cellulaire et vascularisation

La découverte en 1997 de précurseurs circulants des cellules endothéliales chez l'homme a révolutionné le concept d'angiogenèse postnatale. De nombreux travaux sont venus confirmer l'existence de ces précurseurs, leur origine médullaire et leur aptitude à s'intégrer dans des structures vasculaires. [20]

Ces données ont conduit à la conception de la thérapie cellulaire à visée angiogénique, principalement dans deux situations caractérisées par un défaut de vascularisation artérielle : l'ischémie des membres inférieurs et l'ischémie myocardique.

De nombreuses études ont été réalisées chez l'animal par implantation locale intramusculaire après induction d'une ischémie d'un membre, de cellules souches médullaires contenant des progéniteurs endothéliaux. Les résultats montrent une augmentation de la néovascularisation locale, avec un effet fonctionnel sous forme d'une augmentation du flux vasculaire. [20]

Enfin, la confirmation de l'utilité d'utiliser des cellules d'origine médullaire comme outil de thérapie cellulaire par transplantation autologue a été rapportée par des études cliniques. Il s'agit d'essais chez l'homme rapportant l'efficacité et l'innocuité de l'implantation de cellules mononucléées médullaires dans l'ischémie des membres inférieurs. Cependant, il s'agit d'études pionnières, réalisées sur un faible nombre de patients, et utilisant des populations cellulaires peu purifiées. [20]

3.6. Thérapie cellulaire et dermatologie [22, 82, 133]

Les greffes de kératinocytes souches ou de cultures associant fibroblastes et kératinocytes sont utilisées en thérapie cellulaire depuis plus de 20 ans.

Les cellules souches mésenchymateuses ont prouvé leur potentiel à favoriser la vitesse ainsi que la qualité de la cicatrice dans différents modèles murines de lésions aigues et chroniques (Wu et al. 2010). [133]

Un autre type de lésion a largement bénéficié de l'utilisation des CSM, il s'agit des brûlures radioinduites. Lataillade et al [73] ont injecté des CSM autologues en complément de la greffe de peau avec des résultats intéressants.

3.7. Thérapie cellulaire et immunologie [70, 82, 119]

La place des cellules souches mésenchymateuses dans la prise en charge thérapeutique des maladies auto-immunes repose sur leur rôle dans la régulation de l'auto renouvellement et de la différenciation de la descendance des cellules souches hématopoïétiques.

L'éventail des cellules immunitaires avec lesquelles les CSM communiquent permet d'envisager leur utilisation dans le cadre de maladies auto-immunes générales ou localisées et dont le mécanisme de base peut être aussi bien humoral que cellulaire.

Dans le modèle murine du lupus, les animaux traités par greffe de CSH et de CSM manifestent une amélioration du taux de survie à long terme, avec une inhibition des cellules T et B auto-réactives dont on connaît l'importance dans la pathologie (kushida et al. 2001). [70]

Les CSM portent également un grand espoir en ce qui concerne la sclérose en plaques.

La thérapie cellulaire apparaît particulièrement adaptée à la correction du déficit des sécrétions endocrines, tel que le diabète. En 2007, il a été montré pour la première fois que la production d'insuline endogène chez les patients diabétiques de type1 ou de type 2 est stimulée par le traitement par des cellules souches adultes d'origine pancréatique ou médullaire (Sordi et al. 2008). [119]

Concernant l'encéphalite auto-immune, les études faites sur les souris ont mis en évidence une amélioration significative, clinique et histologique, de la maladie après injection de CSM ainsi que l'importance de la mise en place précoce de ce traitement comme facteur déterminant de son efficacité.

4. Perspectives : le succès des cellules souches pluripotentes induites [17, 150]

L'utilisation des cellules souches doit être envisagée suivant le type cellulaire utilisé et la pathologie à traiter.

Les cellules souches embryonnaires sont une source de cellules souches pluripotentes permettant de reconstituer tous les tissus. Cependant, elles sont loin de pouvoir être utilisées en clinique.

Les cellules souches fœtales ont permis de démontrer que la thérapie cellulaire pouvait s'appliquer aux maladies dégénératives du système nerveux mais elles nécessitent la récupération de nombreux fœtus (issus d'IVG) pour traiter un patient.

Les cellules souches issues du sang de cordon recueilli au moment de l'accouchement sont une source de cellules souches plus immatures que les cellules adultes. Elles sont utilisées dans le traitement des hémopathies.

Les cellules souches adultes pourraient représenter le passé de la médecine régénératrice puisqu'elles sont utilisées depuis des années pour les greffes de MO.

Elles sont également le présent étant donné qu'elles sont actuellement utilisées dans de nombreuses pathologies.

En revanche, les cellules souches pluripotentes induites (CSPI) issues de cellules adultes différenciées par reprogrammation, ont des propriétés semblables à celles des CSE, sans avoir les inconvénients éthiques.

En effet, les cellules souches pluripotentes sont des cellules qui peuvent se multiplier indéfiniment et se différencier pour donner toute sorte de cellules du corps. Elles ont longtemps suscité un intérêt croissant dans les milieux scientifiques, en raison de leur utilisation potentielle pour la régénération tissulaire ou en médecine régénératrice. La nécessité d'obtenir des cellules histocompatibles avec celles des patients à traiter a fait émerger l'idée d'utiliser le potentiel de pluripotence de ces cellules, ou les connaissances acquises grâce à leur étude, pour reprogrammer des cellules somatiques adultes en cellules pluripotentes.

En effet, il existe trois méthodes de reprogrammation du génome d'une cellule différenciée en cellule pluripotente (figure 6).

4.1. La fusion cellulaire [150]

La fusion cellulaire joue un rôle clef dans de nombreux processus biologiques et pathologiques. Ce mécanisme s'observe couramment dans l'organisme. Par exemple, les myoblastes fusionnent les uns avec les autres pour constituer des fibres musculaires possédant un grand nombre de noyaux.

La fusion de cellules somatiques avec des cellules pluripotentes entraîne la formation de cellules hybrides dans lesquelles la cellule pluripotente impose son phénotype. Cette technique est inutilisable à l'heure actuelle en thérapie puisque les hybrides créés par fusion sont tétraploïdes c'est-à-dire possédant 4n chromosomes.

4.2. Le transfert nucléaire [150]

Le procédé de transfert nucléaire de cellule somatique, encore appelé clonage reproductif, tire profit de la capacité d'un ovocyte énucléé à reprogrammer un noyau provenant d'une cellule somatique.

4.3. Les cellules souches pluripotentes induites [17, 150]

La découverte des cellules souches pluripotentes ou cellules CSPI est déjà reconnue comme un tournant important pour le monde de la recherche biomédicale. Elles ont provoqué une onde de choc dans la communauté scientifique, car elles ont montré qu'une cellule adulte peut revenir à un état pluripotent. En effet, CSPI sont peut être une alternative aux autres sources de cellules souches : Elles permettent d'avoir des cellules pluripotentes sans avoir recours à des embryons.

La découverte des CSPI est issue des connaissances accumulées sur les CSE.

En effet, les gènes responsables de la pluripotentialité des CSE sont désormais connus. En introduisant certains de ces gènes dans des cellules somatiques adultes différenciées, il est possible de les reprogrammer en cellules pluripotentes.

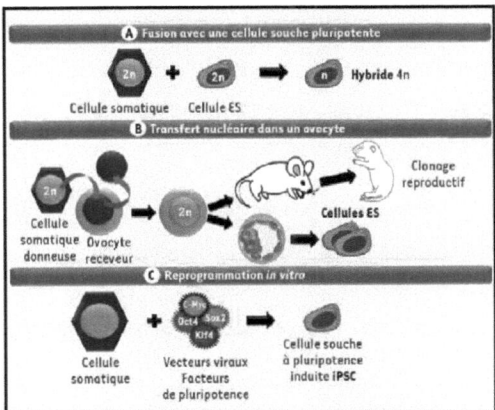

Figure 6 : Stratégies de reprogrammation des cellules somatiques [64]

4.3.1. Définition des cellules souches pluripotentes induites [64, 123, 139]

Elles ont été produites pour la première fois en 2006 à partir de fibroblastes fœtaux et adultes de souris (Takahashi et al. 2006) [123] à l'aide d'une sélection de 24 facteurs spécifiquement exprimés dans les CSE, et/ou connus pour maintenir la pluripotence ou la prolifération des CSE. Par un procédé itératif, ils ont pu réduire à quatre le nombre de facteurs (OCt4, Sox2, Klf4 et c-Myc) nécessaires pour induire l'apparition de clones semblables à des clones de CSE et dites CSPI. Ces gènes ont été insérés dans les noyaux par transfection au moyen de vecteurs rétroviraux (Figure 7). En 2007, les CSPI ont été obtenus à partir de cellules humaines (Yu et al 2007). [139]

Comme leur nom l'indique, ces CSPI présentent les caractéristiques suivantes :

- Ce sont des cellules souches : Elles possèdent des propriétés d'auto-renouvellement et de différenciation semblables aux cellules souches embryonnaires.

- Ce sont des cellules souches pluripotentes : elles sont capables de se différencier en cellules de n'importe lequel des trois feuillets embryonnaires. En pratique, si elles ne permettent pas de donner un organisme entier, elles peuvent, cependant se différencier en cellules de n'importe quel organe : cellules cardiaques, nerveuses,...

- Ce sont des cellules induites à partir de cellules somatiques adultes, par l'utilisation d'une combinaison de facteurs de transcription dont l'expression disparaît naturellement au cours de la différenciation.

4.3.2. Les avantages des cellules souches pluripotentes induites [150]

Le développement des CSPI présente une avancée majeure dans la recherche de moyens permettant la reprogrammation de cellules adultes. Cette reprogrammation ne soulève pas de problèmes éthiques puisqu'elle ne nécessite pas la destruction d'ovocytes ou d'embryons humains et peut être réalisée à partir de cellules adultes obtenues avec le consentement éclairé des patients.

Par ailleurs, contrairement aux cellules souches embryonnaires, les CSPI obtenus à partir de cellules somatiques d'un patient ne provoqueraient pas en principe de problèmes d'immuno-compatibilté.

4.3.3. Les inconvénients des cellules souches pluripotentes induites [150]

La méthode de production des cellules rend cependant leur éventuelle utilisation à des fins thérapeutiques potentiellement dangereuse.

En effet, d'une part l'intégration de rétrovirus (utilisés comme vecteurs des gènes induisant la reprogrammation) dans le génome de la cellule adulte compromet leur utilisation en clinque. Ces rétrovirus peuvent infecter les cellules en leur transmettant leur propre matériel génétique, ce qui peut engendrer un cancer.

C'est pourquoi certaines équipes tentent de produire des CSPI sans intégration de vecteurs viraux en utilisant notamment des vecteurs adénoviraux, des protéines recombinantes ou des extraits cellulaires. Cependant, l'efficacité de ces méthodes laisse à désirer et il est nécessaire de développer de nouvelles méthodes.

D'autre part, comme avec les CSE, il existe un risque important de formation de tumeurs, si les cellules CSPI sont destinées à la transplantation. Les tumeurs peuvent se former lorsque d'autres cellules indifférenciées continuent à proliférer après la transplantation.

En outre, des mutations ont été découvertes dans des gènes liés à des cancers (c-Myc) et avec des mutations dans le même gène à travers de nombreuses lignées différentes.

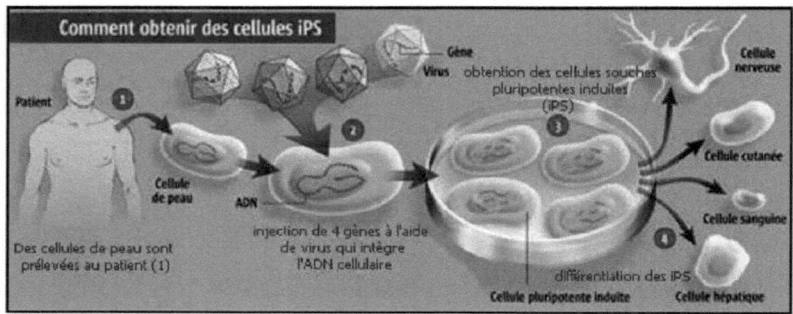

Figure 7 : Méthode d'obtention de cellules CSPI [150]

4.3.4. Les utilisations potentielles [150]

Avec le perfectionnement des méthodes de production, la mise au point d'application clinique est une autre voie importante de recherche au sujet des CSPI. Les chercheurs fondent beaucoup d'espoirs sur les CSPI pour faire avancer la recherche concernant les pathologies aussi diverses que le cancer, la maladie d'Alzheimer, l'arthrite, les maladies cardiaques et pulmonaires (Figure 8).

De nombreux chercheurs espèrent obtenir des cellules pluripotentes induites pour la médecine régénérative, avec le potentiel supplémentaire de fabrication de cellules spécifiques au patient, en évitant les risques de rejet immunitaire. Ces cellules pourraient être utilisées pour des programmes de traitements sur mesure.

Certains traitements de la maladie ne peuvent fonctionner que sur un certain pourcentage de patients ; des pré-tests sur les cellules du patient peuvent augmenter la prévisibilité de l'efficacité des médicaments et la toxicité pour chaque patient. Ainsi, en recherche pharmaceutique, ces CSPI peuvent fournir des cellules d'organes cibles pour les tests et l'étude des effets secondaires de produits chimiques.

Enfin, à terme, l'objectif des chercheurs est de développer des techniques de médecine régénérative utilisant ces CSPI. Les premiers résultats sur des modèles animaux sont encourageants. On cite à titre d'exemples :

- Chez des souris victimes d'infarctus, la transplantation de tissu cardiaque obtenu par différenciation de CSPI, a permis de réparer le cœur.
- La culture des CSPI a permis de fabriquer des plaquettes sanguines, composant actif lors de l'hémostase.
- Les CSPI ont atténué les symptômes d'infarctus du myocarde chez des souris. Cependant, certaines d'entre elles ont développé des tumeurs à la suite de l'expérience.

Il est important de rappeler que l'application à l'homme ne pourra se faire qu'après de nombreux tests validant l'efficacité et l'innocuité des traitements.

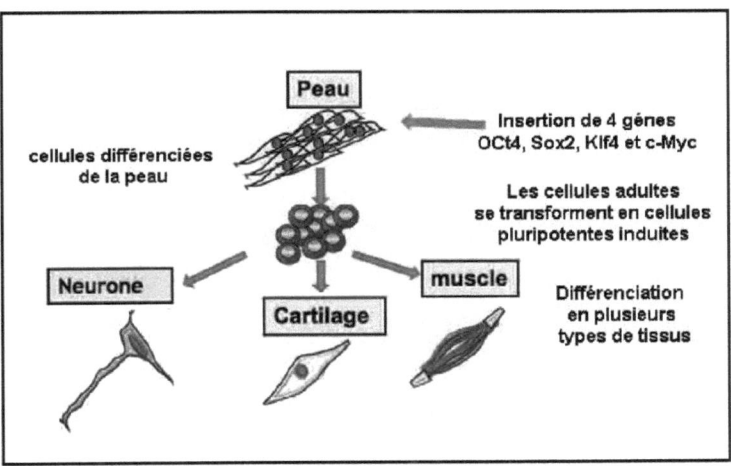

Figure 8 : Différenciation des cellules souches pluripotentes induites [150]

5. Les enjeux de la thérapie cellulaire [145, 155, 158]

Guérir l'organe et l'organisme en régénérant ses propres cellules : tel est l'immense défi que relève aujourd'hui la médecine régénérative et la biopharmacie. En effet, certaines pathologies causent la perte et la destruction cellulaire et le seul traitement envisageable reste la greffe. Toutefois, le risque majeur de rejet de greffe lié au problème d'histocompatibilité, et le nombre limité de greffons disponibles, font que le traitement par greffe d'organe semble être un traitement assez difficile si ce n'est parfois impossible.

La thérapie cellulaire constitue, alors, une alternative aux greffes d'organes et de tissus, qui ne permettent de soigner que certains cas. Si on arrivait à produire des tissus à partir de cellules souches adultes provenant de la personne elle-même, on résoudrait le problème du donneur et on écarterait les risques de rejet.

C'est pourquoi les finalités de la thérapie cellulaire, sont toutes aussi simples qu'ambitieuses et se proposent de :

- Greffer des cellules plutôt que remplacer des organes ou des tissus.
- Préserver un capital fonctionnel.
- Eviter les traitements immunodépresseurs à vie.

Cette dernière décennie a vu la recherche, sur les cellules souches, se développer considérablement. En effet, ces cellules ne cessent de susciter l'intérêt des scientifiques, notamment pour leur immense potentiel thérapeutique. Depuis lors, les recherches menées sur ces cellules n'ont cessé d'évoluer, en raison notamment des enjeux thérapeutiques considérables qu'elles suscitent. Néanmoins, l'élargissement de ce domaine de recherche a dû faire face à plusieurs obstacles. Cinq au moins sont incontournables comme :

- Définir des milieux de culture qui soient totalement synthétiques, c'est-à-dire dépourvus de produits d'origine animale susceptibles d'être à l'origine de contaminations.
- Développer des procédés d'amplification pour obtenir de très grands nombres de cellules tout en leur conservant leur état indifférencié, multipotent.
- Identifier les « recettes » qui permettent de les orienter ensuite dans la direction voulue (cellules cardiaques, cérébrales...) et mettre au point les outils qui élimineront les cellules restées indifférenciées dont on craint qu'elles puissent favoriser un développement tumoral après implantation.

- Industrialiser l'ensemble de ces procédures pour les rendre compatibles avec les réglementations européennes et nord-américaines qui imposent des procédures strictes de production, une traçabilité, une validation du produit terminal.
- Optimiser les techniques d'administration des cellules au patient, qu'elles soient chirurgicales ou moins invasives (cathéters, assistance robotisée).

A ces problèmes, des solutions plus ou moins satisfaisantes ont déjà été apportées par des équipes universitaires et des petites sociétés de biotechnologie, mais les grands groupes pharmaceutiques restent, pour l'instant, dans une position d'observation attentive. Le nombre et la complexité des défis technologiques font qu'il reste encore une place pour que les structures académiques et les sociétés de biotechnologie puissent apporter leur contribution.

La recherche sur les cellules souches adultes et embryonnaires offre une opportunité qu'il convient de saisir sans tarder, compte tenu des enjeux industriels (dépôt de brevets, création d'entreprises et donc d'emplois) et de l'importance de la compétition internationale. Encore faut-il que cet axe de développement soit conçu comme un tout, englobant cellules souches adultes et cellules souches embryonnaires, dérivées de lignées ou créées par clonage. Cette globalisation de l'approche est un pré requis pour que la recherche, la valorisation et l'exploitation thérapeutique des cellules souches soient couronnées de succès.

La compétition sera rude vu l'importance des enjeux médicaux et surtout des retombées économiques potentielles. La recherche sur les cellules souches a déjà mobilisé dans de nombreux pays des moyens considérables.

L'Europe, la Grande-Bretagne, pionnières en matière de clonage animal en 1996 avec la brebis Dolly, ont déjà beaucoup investi dans les cellules souches, notamment embryonnaires et ont promu activement les règles devant régir une translation sûre et efficace de cette recherche vers les applications cliniques. Dans le reste du monde, l'Australie, Israël, le Japon, la Nouvelle-Zélande explorent activement certaines niches de ce secteur.

Pour finir, les avancées déjà réalisées sont nombreuses, celles attendues et espérées le sont plus encore, et l'on peut anticiper un développement considérable de la thérapie cellulaire dans les prochaines années, offrant des possibilités thérapeutiques pour des pathologies encore sans solution.

Le très grand nombre d'articles publiés au cours de ces dernières années témoigne de l'intérêt porté aux cellules souches issues des dents et à leur utilisation potentielle en médecine régénératrice mais aussi, en odontostomatologie.

En effet plusieurs populations cellulaires ayant des caractéristiques de cellules souches ont été isolées à partir de différentes parties des dents. Celles-ci incluent aussi bien des cellules au niveau des dents temporaires mais aussi des dents permanentes adultes. On retrouve aussi des cellules au sein du ligament parodontal et au niveau des tissus entourant les dents en éruption (Figure 9).

Probablement, toutes ces cellules partagent une origine commune à savoir les cellules de la crête neurale et elles ont des propriétés ressemblant à celles des cellules souches mésenchymateuses. En outre, ces cellules se différencient, in vitro et à un certain degré in vivo, en ostéoblastes, chondrocytes et adipocytes.

Néanmoins, les différentes populations cellulaires différent bien, en certains aspects, au niveau de leur taux de croissance en culture, de l'expression des marqueurs génétiques et dans la différenciation cellulaire.

1. Capacités de différenciation des cellules souches de l'organe dentaire [4, 27, 44, 51, 52, 55, 58, 68, 94, 136]

Le nombre grandissant de travaux récents montre que, lorsqu'elles sont placées dans des milieux spécifiques, les cellules souches de la pulpe dentaire peuvent se différencier en d'autres types cellulaires que les odontoblastes et donc possèdent, outre leur capacité d'auto-renouvellement, la capacité d'acquérir d'autres voies de différenciation (Tableau III).

En effet, toutes les sources de CSD, dévoilent des caractéristiques de CSM typiques (Huang et al. 2009). [52]

D'une manière plus générale, les CSD ont la capacité de générer une large variété de tissus mésenchymateux ou de types cellulaires issus de cultures, à savoir : les odontoblastes produisant de la dentine, les adipocytes, les ostéoblastes, l'os, le cartilage, le muscle squelettique et lisse (Gronthos et al. 2002). [44]

Les CSD peuvent aussi donner naissance à des neurones (Arthur et al 2008) [4], mais aussi, des cellules souches ressemblant aux cellules épithéliales (epithelial like stem cells) (Nam et al. 2009). [94]

Ainsi, en plus de la capacité des CSD de former des tissus ectodermiques, elles sont aussi aptes à se différencier en cellules endothéliales (d'Aquino et al. 2007) [27], en hépatocytes (Ishkitiev et al. 2010) [58] et en cellules produisant de l'insuline (Huang et al. 2009). [51]

En outre, des populations cellulaires au sein des dents ont été identifiées, exprimant des marqueurs de cellules souches embryonnaires (Yalvac et al. 2010). [136]

Ceci aura des implications majeures pour la création d'une banque de cellules souches ainsi que pour l'usage clinique futur.

Tableau III : les différentes études concernant les CS dentaires [125]

Type cellulaire	Auteurs	Type d'étude	Facteurs/influences	Cellule transformée en
CSPD	Arthur et al. 2008	In vivo et in vitro	Facteurs inductifs neuronales	Neurones
	Iohara et al. 2004	In vivo et in vitro	BMP-2	Odontoblastes
	Cheng et al. 2008	In vitro	Cultures cellulaires appropriées	Ostéoblatses, adipocytes, chondrocytes
	Nakashima et al. 2002	In vitro	Gdf-11	ostéoblastes
	De Mendonca Costa et al. 2008	In vivo	Application au niveau d'une lésion osseuse	Régénération osseuse
	He et al. 2008	In vitro	FGF2 FGF2 + TGF beta	Dentine et pulpe dentaire, adipocytes, neurone-like cells
CSDTE	Miura et al.2003	In vivo	Culture cellulaire et transplantation	Odontoblastes, neurones, adipocytes
	Cordeiro et al. 2008	In vivo	Transplantation dans une section dentaire chez la souris	Odontoblastes et endothelial-like cells
	Xu et al. 2009	In vitro	Culture cellulaire	Différenciation adipogéniques et ostéogéniques
	Zheng et al. 2009	In vivo	Transplantation dans un défaut osseux mandibulaire	Régénération osseuse
CSLP	Gay et al. 2007	In vitro	Conditions ostéogénique, chondrogenique et adipogénique	Ostéblastes, chondrocytes, adipocytes
	Yang et al. 2009	In vivo	Transplantation (souris)	Cément, ligament parodontal
	Chang et al. 2009	In vitro	Culture cellulaire	Ostéoblastes, cémentoblastes
CSPA	Kikuchi et al. 2004	In vitro	ECM	odontoblastes
	Ikeda et al. 2006	In vitro	culture	ostéoblastes
CSSF	Kemoun et al. 2007	In vitro	BMP, EMD	Cémentoblastes, des cellules du ligament parodontal, ostéoblastes
	Yokoi et al. 2007	In vivo	Transplantation chez les souris	Progéniteurs cellulaires du ligament parodontal
	Völlner et al. 2009	In vitro	Culture cellulaire	Différenciation neuronale

1.1. Les cellules souches du sac folliculaire [48, 63, 90, 135]

Elles expriment à leur surface les protéines STRO-1, NOtch1 et nestin (Morsczeck et al. 2005). [90] Elles ont le pouvoir de se différencier, in vitro, en cementoblastes et en ostéoblastes (Kemoun et al. 2007) [63] et sont aptes à former du cément in vivo (Handa et al. 2002). [48]

Ces cellules peuvent se différencier aussi en adipocytes et en neurones. En outre, l'implantation in vivo de CSSF après leur conservation, a permis la création d'un nouveau ligament alvéolo-dentaire (Yakoi et al. 2007). [135]

1.2. Les cellules souches des dents temporaires exfoliées [88, 112, 129]

Ces cellules souches ont la capacité d'induire la formation osseuse, de générer la formation de la dentine mais aussi de se différencier, in vitro, en d'autres types de cellules souches mésenchymateuses hormis les cellules souches dentaires (Miura et al. 2003). [88]

Contrairement, aux cellules souches de la pulpe dentaire, ces cellules présentent des taux de prolifération plus élevés. Ces cellules présentent une plasticité élevée et pourraient se différencier en neurones, adipocytes, ostéoblastes et odontoblastes (Miura et al. 2003). [88]

En outre, dans le cas du mécanisme de régénération tissulaire d'une pulpe dentaire atteinte par un processus infectieux, les études in vivo utilisant ces cellules, ont permis de constater la formation de tissu pulpaire ayant une architecture et une cellularité ressemblant beaucoup à une pulpe dentaire saine (Sakai et al. 2010). [112]

De plus, les CSDTE pourraient être une source potentielle de cellules souches postnatales pour le traitement des patients atteints de la maladie de Parkinson (Wang et al. 2010). [129]

Ces cellules souches autologues sont ainsi intéressantes pour le traitement de ces maladies neuro-dégénératives et nécessiteraient d'être stoquées dès l'enfance.

Les cellules souches de la pulpe dentaire des dents permanentes (CSPD) pourraient bien avoir des propriétés similaires et la collection et l'expression de ces cellules autologues nécessiteraient tout simplement la conservation des dents extraites.

Vu que les enfants perdent 20 dents temporaires, il y a ainsi de multiples opportunités pour conserver ces CS dans une banque de cellules souches dentaires. Ainsi, l'institution d'une banque de ces cellules souches dentaires est devenue d'une grande envergure en vue de les exploiter ultérieurement. En effet, les études ont montré que les CSDTE congelées maintiennent leurs propriétés 2 ans après la cryopréservation, mais l'inconvénient est que les effets de conservation à long terme n'ont pas encore été estimés.

1.3. Les cellules souches du ligament parodontal [41]

Ce sont des cellules souches prélevées à la surface des racines extraites. Elles sont capables de se différencier, in vitro, en ostéoblastes, chondrocytes et adipocytes (Gay et al. 2007). [41]

Le ligament parodontal est constamment sous l'effet des forces masticatoires, et ces cellules souches du ligament alvéolo-dentaire jouent un rôle endogène en maintenant un nombre cellulaire constant au sein de ce tissu.

1.4. Les cellules souches au niveau de la papille apicale
[72, 117]

Ces cellules souches au niveau de la papille apicale (CSPA) présentent des taux de prolifération in vitro plus élevés que les cellules souches de la pulpe dentaire (CSPD), sauf qu'elles présentent des similitudes avec les CSPD au niveau de la différenciation odontoblastique, ostéoblastique et nerveuse (Sonoyama et al. 2006). [117]

D'autres études ont démontré que la culture de ces cellules permettrait d'obtenir un microenvironnement cémentogénique.

1.5. Les cellules souches des dents permanentes [4, 43, 45, 67, 127]

La transplantation in vivo chez les souris ayant un système immunitaire compromis, a démontré la capacité des CSPD de générer des tissus dentaires fonctionnels avec formation du complexe dentino- pulpaire (Gronthos et al. 2000). [45]

Ces cellules sont aussi capables de se différencier, in vitro, en d'autres dérivés de cellules souches mésenchymateuses tels que les odontoblastes, les chondrocytes, les ostéoblastes et les adipocytes (Koyama et al. 2009). [67]

En outre, ces CSPD sont aussi aptes à se différencier en neurones, suggérant ainsi leur potentiel, en tant que thérapie cellulaire, pour le traitement des pathologies nerveuses (Arthur et al. 2008). [4]

Un autre potentiel de ces cellules, c'est qu'elles sont très prolifératives et gardent leurs caractéristiques de « cellules souches » même après une culture prolongée (Govindasamy et al. 2010). [43]

Elles peuvent être ainsi une source allogénique de cellules souches mésenchymateuses.

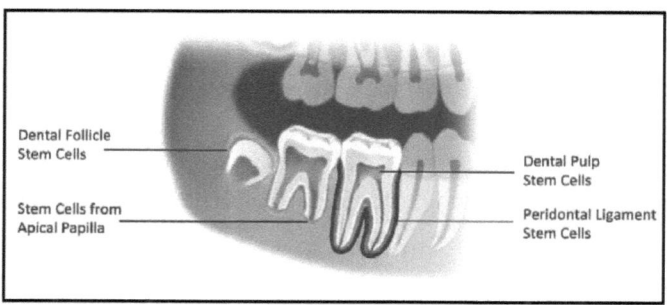

Figure 9 : les niches des cellules souches dentaires [68]

2. La cellule souche dentaire : une banque « thérapeutique » [68]

On admet que les cellules souches dentaires offrent de nouvelles perspectives d'utilisation dans le domaine médical, mais, auparavant, leurs potentiels thérapeutiques n'étaient pas bien assimilés. Il n'existait pas de méthodes de conservation appropriées pour des donneurs potentiels de dents ou de cellules souches dentaires.

Vue l'opportunité médicale, le terme « banque dentaire » a été proposé pour la première fois en 1966. Plusieurs tentatives pour préserver les cellules souches dentaires ont été rapportées par des recherches scientifiques.

Cependant, l'absence de méthodes de préservation appropriées des dents et/ou des cellules souches demeura une limitation importante. La première banque commerciale des dents a été établie au Japon en 2004 et un nombre important de dents ont été conservées.

Alors, pourquoi choisir l'option dentaire pour une banque de cellules souches ? Et par quel procédé pourra-t-on conserver ces cellules souches dentaires ?

2.1. Les cellules souches dentaires : des outils prometteurs pour la banque « thérapeutique » [32, 68, 129]

Les cellules souches dentaires ont démontré leur capacité (cellules souches mésenchymateuses adultes pluripotentes) à régénérer des tissus des trois feuillets embryonnaires : mésoderme (ostéoblastes, cellules musculaires et cardiaques), ectoderme (cellules neuronales, mélanocytes…) et endoderme (cellules du pancréas…). De plus, avec les avancées dans le domaine de l'ingénierie tissulaire, les cellules souches dentaires ont montré leur potentiel à régénérer des odontoblastes, le complexe dentino-pulpaire et la formation de dentine.

Ainsi, les capacités thérapeutiques et les bénéfices cliniques de l'utilisation des cellules souches dentaires, ne sont pas limités exclusivement au domaine odontologique, mais s'étendent aussi au domaine de la médecine régénératrice de manière plus générale. Il devient donc possible, dans un futur proche, d'exploiter ces cellules souches pour traiter les maladies comme l'infarctus du myocarde ou encore les dysfonctions hépatiques.

En outre, et contrairement aux cellules souches embryonnaires qui incluent la destruction de l'embryon humain, les cellules souches dentaires sont accessibles et disponibles, et il y a peu, voire jamais, de considérations éthiques.

En plus, il existe plusieurs sources tissulaires permettant de récolter ces cellules souches. En effet, récemment, une étude a démontré que même sur des dents permanentes de patients de 6 à 40 ans présentant des pulpites irréversibles et nécessitant un traitement endodontique, il existait des CS endogènes qui pourraient potentiellement être utilisées en thérapie pulpaire (Wang et al. 2010). [129]

Une étude récente faite par les endodontistes praticiens, a permis de constater que plus de la moitié des médecins dentistes pensaient que « la banque des CS serait utilisée pour des tissus dentaires » et environ 90% seraient prêts à sauver des dents et des tissus pulpaires pour créer une banque de cellules souches (Epelman et al. 2009). [32]

C'est pourquoi un défi très important dans ce domaine, est celui d'avoir des dentistes capables de comprendre la valeur de ces CSD et le rôle important qu'ils peuvent jouer pour éduquer leurs patients.

Pour conclure, il est vrai que l'utilisation thérapeutique des cellules souches est en pleine croissance, ce qui laisse présager leur importance dans la médecine du 21ème siècle.

2.2. Le processus du système bancaire [14, 15, 26, 30, 71, 125, 132, 141]

La pratique de la cryopréservation et l'usage tardif des cellules à des fins cliniques sont bien établi. En effet, La MO, le sang du cordon ombilical et les embryons fertilisés ont été pendant des décennies préservés.

Par exemple, le sang du cordon ombilical a commencé à être préservé pour les usages thérapeutiques après que le potentiel thérapeutique ait été rapporté (Broxmeyer et al. 1989) [14] et restitué après une longue période de conservation (Broxmeyer et al. 2003). [15]

En effet, La cryopréservation des cellules et des tissus a été améliorée récemment d'une façon significative, mais jusqu'à présent les cellules souches hématopoïétiques ont été cryopréservées, puis elles ont été utilisées avec succès pour la transplantation.

Ainsi, la cryopréservation des CSD représente tout simplement l'application d'une nouvelle technologie de source de CS. En effet, le service bancaire commercial des CSD est aujourd'hui disponible. Le concept de la banque de CS pour l'usage clinique futur a été considéré peu après leur découverte.

Dès que les dents ou les échantillons sont récupérés par les médecins dentistes, ils seront transportés depuis le cabinet dentaire vers le laboratoire. Les cellules devraient être transportées dans une solution de conservation isotonique stérile et refroidie afin d'éviter toute contamination microbienne, et livrées rapidement au laboratoire (Figure 10).

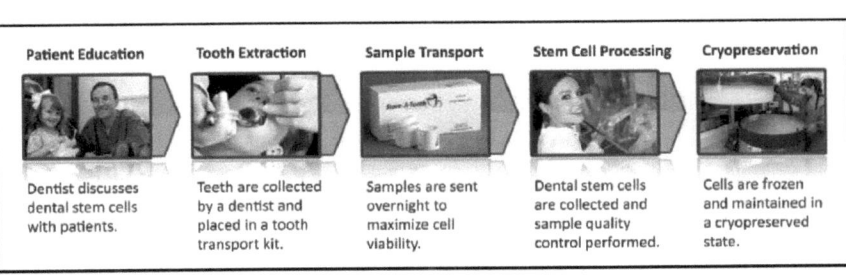

Figure 10 : le processus de la banque de cellules souches dentaires [68]

Les cellules souches peuvent être récupérées à partir des dents extraites et ceci plusieurs jours après l'extraction, sauf qu'avec le temps, le lot décroit de façon significative (Woods et al. 2009). [132]

Les laboratoires doivent avoir des processus valides avec des paramètres de contrôle de qualité appropriés permettant d'éliminer toute contamination florale orale des dents.

La température est diminuée lentement utilisant un congélateur avec un système de contrôle programmable. Ces cellules sont après stockées à une température de -150°C.

Après une cryopréservation à long terme (deux ans), les ostéoblastes qui se sont différenciés à partir des CSPD, sont toujours capables d'une prolifération rapide et de produire une matrice minéralisée ressemblant à celle produite par des cellules souches fraîchement extraites (Laino et al. 2006). [71]

De plus, après le dégèl, on n'observe pas d'apoptose cellulaire. Les cellules souches ont gardé leur potentiel de différenciation multipotent.

D'autres études ont rapporté la capacité de cryopréserver des CS à partir des ligaments parodontaux (Seo et al. 2005) [116] et de la pulpe dentaire (Zhang et al. 2006) [141], tout en conservant leur capacité à se différencier en d'autres types cellulaires. D'autres recherches se sont intéressées aux CSPA pour leur cryopréservation (Ding et al. 2010). [30]

Toutes ces données resteraient « valables » jusqu'en 2014, car il a été mentionné dans l'article de Krasner [68] que ces données expirent en 2014 c'est dire de l'état d'esprit des chercheurs qui nous donneraient d'autres actualisations du processus du système bancaire cellulaire.

Il s'agit d'une nouvelle formation continue dans ce domaine, si bien que les auteurs ont proposé d'évaluer les connaissances par un test (Tableau IV).

Tableau IV : Evaluation des connaissances [68]

1. Les cellules souches sont caractérisées par :

a- L'auto renouvellement et la capacité de donner des cellules différenciées.
b- La capacité de régénérer les membranes cellulaires.
c- La capacité de produire des nombres limités de nouvelles cellules.
d- La capacité de produire uniquement des cellules saines.

2. A partir de quels tissus odontogeniques suivants, peut-on obtenir des cellules souches mésenchymateuses (MSCs) ?

a- Dents déciduales.
b- La papille apicale des troisièmes molaires.
c- La pulpe dentaire des troisièmes molaires.
d- Toutes les réponses sont correctes

3. Quels tissus, en plus des dents, contiennent des cellules souches qui sont naturellement détruites ?

a- La cornée
b- La peau
c- Le sang du cordon ombilical
d- La muqueuse nasale

4. Le procédé d'utilisation le plus généralement effectué des cellules souches est :

a- La reconstruction cornéenne
b- La Greffe de Pontage de l'artère coronaire
c- La greffe de rein
d- La greffe de moelle osseuse

5. La présence des cellules souches dans l'organe dentaire, a été démontrée pour la première fois en :

a- 1954
b- 1985
c- 2000
d- 2004

6. Parmi les cellules suivantes, lesquelles sont des cellules souches dentaires ?

a- Les cellules souches de la pulpe dentaire
b- Les cellules souches des dents temporaires exfoliées
c- Les cellules souches du ligament parodontal
d- Toutes les réponses sont correctes

7. Les cellules souches dentaires peuvent être obtenues à partir de :

a- Dents temporaires exfoliées
b- Dents déciduales saines extraites
c- Troisièmes molaires extraites
d- Toutes les réponses sont correctes

8. Les cellules souches dentaires ont la capacité de générer des :

a- Odontoblastes
b- Adipocytes
c- Os
d- Toutes les réponses sont correctes

9. La pulpe dentaire contient les sous types de progéniteurs cellulaires suivants :

a- Des cellules souches mésenchymateuses
b- Des cellules souches ressemblant aux cellules souches embryonnaires
c- Des progéniteurs cellulaires neurogéniques
d- Toutes les réponses sont correctes

10. Les cellules souches dentaires ont été utilisées en pratique clinique chez les humains pour :

a- Le remplacement de l'email dentaire.
b- La régénération de l'os alvéolaire
c- La réparation des défauts du palais
d- La réparation du sinus maxillaire.

11. Les cellules souches dentaires ont été démontrées aptes à produire :

a- Insuline
b- Gonadotropines
c- Acétylcholine
d- Toutes les réponses sont correctes.

12. Les usages dentaires des cellules souches pourraient inclure :

a- Le traitement des pathologies parodontales
b- La régénération pulpaire
c- La régénération d'une nouvelle dent
d- Toutes les réponses sont correctes

13. Les cellules souches dentaires humaines ont été utilisées chez les animaux pour traiter :

a- Les dommages cornéens
b- Les dystrophies musculaires
c- L'infarctus de myocarde
d- Toutes les réponses sont correctes

14. Les cellules souches qui sont cryopréservées avec succès sont celles prélevées dans :

a- Le sang du coron ombilical
b- La moelle osseuse
c- La pulpe dentaire
d- Toutes les réponses sont correctes

15. Durant la cryopréservation des cellules souches, l'agent cryoprotectant est utilisé pour prévenir :

a- L'altération des cellules
b- La formation des grands cristaux de glace qui peuvent endommager les membranes cellulaires
c- L'accumulation d'huiles sur la surface des cellules
d- L'adhérence cellulaire

3. Les applications potentielles des cellules souches dentaires

Les cellules souches dentaires présentent bien évidemment des perspectives d'utilisation potentielles en odontologie, notamment la régénération des structures dentino-pulpaires, l'espoir de régénérer l'organe dentaire complet, mais également dans les applications thérapeutiques générales des maladies (maladie de Parkinson, infarctus du myocarde, diabète...)

3.1. En odontologie [53, 68, 81]

Les traitements des lésions carieuses se sont appuyés longtemps sur des notions de mécanique, prenant en considération surtout les propriétés physico-chimiques des matériaux de restauration, en négligeant souvent les conséquences biologiques liées à leurs usages. Certaines molécules sont impliquées dans la différenciation cellulaire et dans la formation initiale des tissus minéralisés dans l'émergence des thérapeutiques biologiques dentaires.

Plusieurs molécules avec des effets différents sur la pulpe dentaire ont été mises en évidence et parmi ces molécules on cite :

- TGF-β (Transforming Growth Factor β)
- BMP -2, -4 et -7 (Bone Morphogenic Protein)
- IGF (Insulin Growth Factor)
- OP -1 (Osteogenic Protein 1)
- BSP (Bone Sialo Protein)

C'est ainsi que les usages prometteurs des CSD incluent le traitement conservateur endodontique des dents immatures (Huang et al. 2008) [53], la régénération pulpaire et l'évaluation de la formation osseuse au niveau des implants dentaires (Mangano et al. 2010). [81]

D'une façon plus évidente, le phénomène des cellules souches dentaires a déjà commencé à prendre de l'ampleur au niveau de la pratique dentaire (Figure 11).

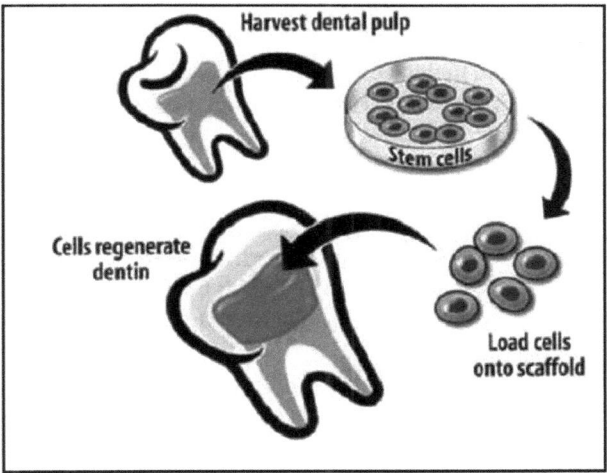

Figure 11 : Thérapie cellulaire en odontologie [146]

3.1.1. Les applications pulpo-dentinaires [56, 57, 135]

Suite à une lésion carieuse ou traumatique atteignant la pulpe dentaire, les cellules souches de la pulpe seraient induites pour permettre leur différenciation odontoblastique et la création d'une nouvelle structure vascularisée et innervée.

Pour induire la différenciation des cellules souches pulpaires en odontoblastes, un facteur de croissance, la BMP2 (Bone Morphogenic Protein 2) a été utilisée, soit directement, soit par thérapie génique. En effet, cette protéine joue un rôle important dans la formation de dentine réparatrice, en cas d'agression pulpaire.

Il existe deux méthodes pour induire la formation d'un complexe pulpo-dentinaire : les méthodes in vivo et in vitro.

- Dans la méthode in vivo, le potentiel de cicatrisation de la pulpe dentaire est induit par l'application directe sur la pulpe lésée, soit de la protéine BMP2, soit du gène de la BMP2, provoquant la production de la dentine. Il est aussi possible de faire produire par les cellules pulpaires la BMP2 endogène (Iohara et al. 2006). [57]

- Dans la méthode in vitro, les cellules souches pulpaires sont au départ isolées, puis induites en différenciation odontoblastique, soit directement par la BMP2, soit par transfection du gène de la BMP2. Le tout est ensuite associé à un support et réintroduit au niveau de la pulpe exposée.

Dans ce cadre d'étude in vitro, ce fut Nakashima et al en 2005 [93] qui ont évoqué la possibilité de régénérer tout un complexe dentino-pulpaire après une perte de substance par un traumatisme ou une lésion carieuse. [57]

En effet, pour induire la formation d'un complexe pulpo-dentinaire, il est indispensable d'utiliser des facteurs de croissance, le relargage de ces facteurs et leur transport dans le site à régénérer. La matrice extracellulaire doit promouvoir la polarisation des cellules et permettre ainsi le relargage des facteurs de croissance. On peut alors utiliser le mélange Hydroxylapatite et le phosphate tricalcique (HA/TCP). Le MTA (Mineral Trioxyde Aggregat) peut aussi être employé comme une matrice extracellulaire vue sa compatibilité et sa capacité à promouvoir la formation de dentine réparatrice.

La régénération pulpaire nécessite aussi bien l'induction de dentine que la vascularisation dentino-pulpaire et même l'innervation pulpaire. C'est pourquoi et malgré les avancées en ingénierie tissulaire, la régénération de la pulpe dentaire semble nécessiter la relève de nombreux défis.

3.1.2. La régénération de l'os alvéolaire [26, 68]

Pas plus que 9 ans après la première publication concernant les CSD, ces dernières ont été utilisées chez les humains pour régénérer l'os dentaire au cours des études cliniques chez l'homme (d'Aquino et al. 2009). [26]

Des défauts osseux de 1,5 cm chez 17 personnes volontaires étaient remplis avec un mélange de CS issus des troisièmes molaires et avec une matrice riche en collagène. Une année plus tard, dans plusieurs cas, le défaut osseux a été rempli avec l'os.

3.1.3. Le ligament parodontal [35, 68, 78]

Des recherches ont montré que les CS du ligament parodontal humain contribuent à la réparation du tissu parodontal chez le rat (Liu et al. 2008). [78]

Feng et al ont démontré dans des études multiples, des évidences cliniques et expérimentales supportant l'utilisation saine et efficace des cellules du ligament parodontal autologues pour traiter des patients atteints de parodontites (Feng et al. 2010). [35]

3.1.4. La régénération dentaire [31, 68, 107, 109, 110, 140]

Une autre application des cellules souches évoquée, en pratique clinique, est la régénération complète de l'organe dentaire avec son ligament alvéolo-dentaire.

Ainsi, la dentisterie régénérative est basée en partie sur le concept que les CS seront d'usage en dentisterie, les stratégies comportent les CS des patients pour stimuler la guérison, ou la culture des CS en laboratoire avec ou sans des matrices extracellulaires (Rimondini et al. 2009). [109]

En effet, les chercheurs ne cessent d'essayer de développer des matériaux capables de remplacer l'organe dentaire et de résister à la dégradation que peut induire le milieu buccal. Sauf que, sous l'influence d'une activité masticatoire normale, l'os alvéolaire est rapidement perdu, ainsi que sa capacité à supporter une prothèse dentaire. Avec l'apparition des implants dentaires ostéointégrés permettant de remplacer les dents absentes, l'interface os-implant reste différente de celle de la dent étant donné qu'il n'y a pas de ligament alvéolo-dentaire.

Pour cette raison, le but des recherches actuelles serait de développer une dent fonctionnelle. L'objectif des chercheurs est de développer des rudiments de germes dentaires, qui une fois transplantés dans l'os alvéolaire, pourraient entamer un processus de développement et d'éruption normaux pour former une dent.

Duailibi et al en 2004 [31] ont montré, chez le rat, que les cellules du germe dentaire sont capables, en culture, de se réorganiser et de former une « mini-dent ».

Une autre méthode a été développée pour régénérer le bourgeon dentaire, en combinant la pulpe dentaire et la moelle osseuse sur une matrice et en implantant ce complexe dans une brèche chirurgicalement créée (figure 12).

Après quelques mois, la construction a abouti à une dentine organisée, de l'email, de la pulpe, du cément et un ligament parodontal entouré par l'os alvéolaire régénéré, suggérant ainsi une méthode capable d'être appliquée chez l'homme (Zhang et al. 2009). [140]

La technique proposée par Robey en 2005 [110] consista en l'utilisation des méthodes de développement des greffes osseuses vascularisées afin de réaliser des dents viables. Pour cela, l'utilisation d'une couronne formée d'émail, remplie de cellules souches de la pulpe dentaire et de HA/TCP, semble être nécessaire. Ensuite, l'ensemble est inséré dans une zone richement vascularisée, telle que le site musculaire.

Cela aboutit à la formation de structure dentino-pulpaire, qui sera transférée dans la cavité buccale. Ainsi Robey préconise d'employer des cellules souches du ligament alvéolo-dentaire dans le but de former du cément mais aussi un nouveau ligament.

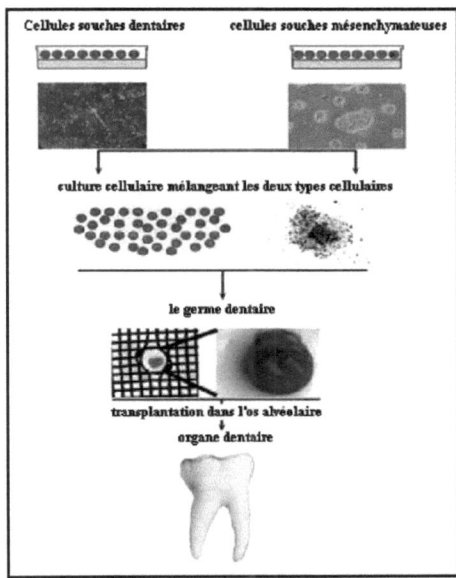

Figure 12 : La régénération de l'organe dentaire [12]

3.2. En Médecine [68]

La découverte de cellules souches dans la pulpe dentaire a permis de mieux comprendre la régénération dentinaire après coiffage pulpaire. Il a été montré que, placées dans un milieu adéquat, les cellules souches pulpaires sont capables de se différencier en chondrocytes, adipocytes, ostéoblastes, cellules nerveuses et pourraient donc être utilisées dans de nombreux domaines qui dépassent le cadre de la dentisterie.

3.2.1. La Régénération du tissu hépatique [55]

De nouvelles cellules progénitrices humaines ont été isolées à partir des cellules souches pluripotentes de la pulpe des dents de sagesse. Ces cellules ont la capacité de se différencier en cellules osseuses, nerveuses mais aussi hépatiques. Ces cellules humaines, une fois transplantées dans le tissu hépatique défectueux d'un rat, elles permettent la restauration des fonctions primaires des cellules hépatiques et mise en évidence par la mesure de marqueurs hépatiques dans le sérum. Ces CS ont empêché les fibroses hépatiques et ont accru les niveaux de la bilirubine et de l'albumine (Ikeda et al. 2008). [55]

3.2.2. Le système cardio-vasculaire [38, 56]

Les cellules souches dentaires pourraient être une population de cellules autologues utilisables pour réparer des dommages des tissus cardiaques.

En effet, les cellules souches dentaires humaines ont la capacité de sécréter des facteurs d'angiogenèse contre l'apoptose. Après une croissance in vitro et marquage fluorescent, une population de cellules souches homogènes a été transplantée par une injection directe dans le myocarde de rat ayant été stimulé pour une déficience cardiaque par ligature de l'artère coronarienne. Quatre semaines après la transplantation, les tissus défectueux récupèrent un pourcentage significatif de contractions. Les cellules transplantées ne semblent pas s'être différenciées en cellules cardiaques mais par contre le nombre de vaisseaux sanguins a augmenté d'une manière significative. Le niveau de réparation du tissu cardiaque est équivalent à celui obtenu avec des cellules de la moelle osseuse (Gandia et al. 2008). [38]

En outre, face à certains accidents cardiaques, des cellules souches prélevées dans la moelle osseuse, le sang circulant et le tissu adipeux pourraient stimuler la revascularisation.

Iohara et al en 2008 [56] proposent une alternative à la biopsie pour prélever des cellules souches. Les cellules souches issues de la pulpe dentaire possèdent un potentiel clinique important et est éthiquement acceptable. En effet, cette étude a révélé que les CSPD possèdent les mêmes marqueurs de vascularisation que les cellules issues d'un prélèvement de MO. Elles ont été greffées chez des souris souffrant d'ischémie, se sont développées, et ont exprimé différents facteurs pro-angiogéniques (MMP3, VEGF-A, G-CSF). [56]

Ces greffons ont montré des propriétés mitogènes et anti-apoptoses sur des cellules endothéliales de cordon humain (Iohara et al. 2008). [56]

Pour conclure, les cellules souches de la pulpe dentaire, sont une nouvelle source de cellules pour la thérapie cellulaire et permettent la régénération tissulaire.

3.2.3. Le système nerveux central [4, 50, 91, 131]

Des neurones ont été générés à partir des CSD à savoir : les CSPD (Arthur et al. 2008) [4], CSDTE (Morsceck et al. 2010) [91], CSLP (Widera et al. 2007) [131] et CSSF (Morsczeck et al. 2010). [91]

Ces résultats suggèrent que les CS pourraient jouer un rôle dans le traitement des pathologies de la moelle épinière et les maladies neurodégénératives telles que la maladie de Parkinson.

Les CSPD prélevées sur des dents de singe Rhésus non différenciées et non traitées ont été greffées dans l'hippocampe de souris immunodéprimées. Les CSPD rhésus (rCSPD) utilisées sont semblables à celles de l'homme et expriment les mêmes marqueurs (NANOG, Rex-1, Oct-4) et les antigènes de surface, et sont multipotentes.

L'implantation de rCSPD dans l'hippocampe de souris a stimulé la prolifération endogène de cellules neuronales et a entraîné, sur le site de la greffe, le recrutement de cellules progénitrices neurales (PCN) Nestin (+) et de neurones matures bêta-tubuline –III (+)

En outre, durant les 7 premiers jours post-implantation, de nombreuses cellules ont formé des cellules progénitrices neurales, des neurones, et dans une moindre mesure, 30 jours post implantation, des astrocytes et la microglie marqueurs de l'astrogliose (Huang et al. 2008). [50]

Bien que le greffon de CSPD ait une courte durée de vie, il y a des effets à long terme révélés par la sécrétion de facteurs de croissance. Les auteurs concluent que ces résultats laissent suggérer que les cellules souches de la pulpe dentaire ont un potentiel thérapeutique, notamment en tant que stimulateur et modulateur de la réparation locale dans le système nerveux central. En plus, l'utilisation de cellules autologues comme source cellulaire pour une thérapie serait préférable, permettant ainsi d'éviter les phénomènes de rejet immunitaire. (Huang et al. 2008). [50]

Une autre étude soutenant le potentiel des cellules souches pulpaires dans la médecine régénératrice, est celle réalisée par l'équipe de Yank en 2009. En effet, des cellules souches humaines de la pulpe dentaire de dent de sagesse ont été employées pour évaluer leur potentiel chez le rat ayant subi par une chirurgie une occlusion d'artère cérébrale. Les CS préparées et identifiées ont été injectées chez les animaux d'expérience. Les mesures comportementales des rats traités ont montré un rétablissement significatif du dysfonctionnement neurologique après traitement. L'étude immunohistochimique des sections de cerveau des rats traités a démontré la survie des cellules transplantées (Yank et al. 2009). [138]

3.2.4. Le diabète [51, 137]

La découverte et l'utilisation de l'insuline par Banting est l'une des majeures découvertes dans l'histoire médicale. Cependant, comme Frederik Banting a reconnu lui-même au cours de son discours livré en 1925 lors de la cérémonie de la remise des prix Nobel que « l'insuline n'est pas une cure, c'est un traitement ».

L'usage des CS pour traiter le diabète est concentré sur deux échelles : le développement cellulaire qui sécrète l'insuline, et l'utilisation de CSM pour réguler la réponse immune en induisant une tolérance aux antigènes pancréatiques. Les CSD ont été capables de produire de l'insuline (Huang et al. 2009) [51] et de moduler le système immunitaire en supprimant la réponse des cellules T au niveau du laboratoire (Yamaza et al. 2010). [137]

Les CSD par conséquent, représentent une source de CS disponible pour le traitement du diabète.

3.2.5. Les glandes salivaires [36]

Les patients souffrant de cancer de la tête ou du cou sont traités par rayonnements ionisants. Ces radiations détruisent les glandes salivaires et entraînent des effets indésirables : hypo ou asialie définitive.

Une étude a été faite montrant la possibilité d'utiliser des greffes autologues de cellules souches de glandes salivaires afin de restaurer la fonction de salivation (Feng et al. 2008). [36]

3.2.6. La Chirurgie de l'œil [89]

Les cellules du limbe de l'œil sont des cellules fortement prolifératives in vitro, qui expriment un ensemble de marqueurs spécifiques et ont in vivo la capacité de reconstruire l'épithélium cornéen entier suite à un dommage extérieur oculaire.

Actuellement, la transplantation de ces cellules est un procédé utilisé généralement chez les patients présentant une insuffisance totale uni ou bilatérale. Bien que la transplantation de cette technologie soit une grande promesse pour les patients, une source de cellules alternatives permettant la reconstruction d'épithélium de cornée est recherchée.

Les cellules issues de la pulpe dentaire présenteraient des caractéristiques principales similaires. Il a été démontré chez le lapin par analyse morphologique et immuno-histochimique en utilisant les anticorps humains-spécifiques contre l'épithélium du limbe et de la cornée, que les cellules souches humaines de la pulpe dentaire sont capables de reconstruire la surface de l'œil après induction.

Ces données suggèrent que les cellules de la pulpe des dents humaines partagent des caractéristiques semblables avec les cellules souches du limbe de l'œil et pourraient être employées comme nouvelles sources de cellules pour la reconstruction cornéenne (Monteiro et al. 2009). [89]

3.2.7. La reconstruction osseuse [71]

Les chirurgiens dentistes et les chirurgiens ORL sont régulièrement confrontés au problème de prélèvement d'os autologue pour effectuer des greffes. Les cellules souches provenant de la pulpe dentaire sont capables de se différencier en ostéoblastes et sont donc une source potentielle de production d'os autologue in vitro (figure 13).

Dans les études de Laino et al, la pulpe dentaire des troisièmes molaires de 34 patients de 19 à 37 ans a été récoltée, après traitements, les cellules STRO-1, CD34, CD45 et CD 44 ont été sélectionnées. Cette étude fournit la preuve que la pulpe dentaire est extrêmement riche en cellules souches capables de se différencier en cellules stromales et en ostéoblastes. Ces résultats, obtenus avec un nombre significatif de cas, montrent l'intérêt des cellules souches issues de la pulpe dentaire dans le domaine de la régénération tissulaire et des greffes (Laino et al 2006). [71]

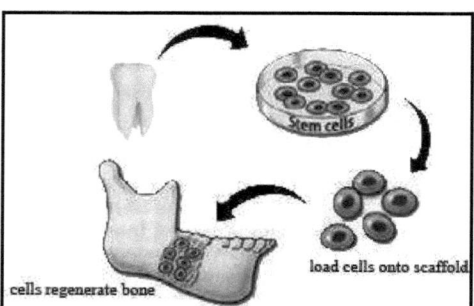

Figure 13 : la régénération des défauts osseux [146]

Les médias d'un côté, la réglementation éthique, la science d'un autre côté, ont fait que la recherche sur la thérapie cellulaire va à petits pas. En effet, de l'insuffisance cardiaque aux maladies neuromusculaires, en passant par les cancers ou les affections du système nerveux, les atteintes de l'organisme pourraient bien avoir trouvé une voie thérapeutique très encourageante. Cette opportunité thérapeutique est prometteuse. Son développement dépendra des progrès réalisés concernant la connaissance des cellules souches. Il s'agit d'un marché de niche.

En 2002, la thérapie cellulaire représentait moins de 1% des ventes du marché biopharmaceutique mondial, mais à long terme la résolution des principaux défis (scientifiques, réglementaires, éthiques) devraient contribuer à la croissance du marché.

En outre, dans un article paru dans le journal « La Presse » du 25 janvier 2010, le docteur Anis Feki, scientifique tunisien, travaillant au laboratoire de biologie à Genève, a répondu aux questions du journaliste Kamel Bouaouina. [147]

Si l'on se fie à ce qu'il a écrit, les réponses du docteur Feki concernant les cellules souches sont les suivantes :

- Concernant les retombées cliniques de l'utilisation des cellules souches, les scientifiques du monde entier se sont investis dans ce type de recherche car leur potentiel est illimité. Le champ d'exploitation des cellules souches est vaste: application de la thérapie cellulaire pour remédier à certaines maladies autrefois incurables, essais des tests toxicologiques des molécules avant de les administrer chez l'être humain, découverte de nouvelles molécules pour la thérapie de certaines maladies, comprendre les fonctions des gènes et leurs rôles dans le développement...

- Il n'est pas possible de mener des expériences sur l'homme avant qu'elles ne soient vérifiées sur l'animal. Toutes les thérapies ont été testées sur différents types d'animaux notamment les primates avant que cela ne devienne une thérapie courante chez l'humain.

- Face à la pénurie d'organes à greffer, les cellules souches embryonnaires, qui permettraient de fabriquer toutes sortes de tissus, pourraient être une solution pour réparer les organes. Effectivement, les cellules souches offrent l'espoir à plusieurs patients qui attendent une greffe. A noter que les 3 essais cliniques dans le monde sont en cours en utilisant les cellules souches humaines embryonnaires. Le premier est pour greffer les patients tétraplégiques (section de la moelle après un accident), le deuxième pour la greffe d'une rétine générée au laboratoire, et le troisième est le traitement des patients atteints de la maladie de Parkinson.
- Les essais de clonages ont débuté avant l'isolation des premières cellules souches humaines embryonnaires. Ceci n'empêche pas que la thématique des cellules souches humaines embryonnaires motive beaucoup le débat éthique, religieux, social et aussi beaucoup l'enjeu politico-économique.
- En Tunisie, la greffe de moelle osseuse chez le patient atteint de cancer du sang est une thérapie à base de cellules souches. Ces dernières sont récoltées par une simple prise de sang.
- Le rêve du scientifique : est d'introduire ce savoir en Tunisie. Pour le problème éthique, si l'Iran à résolu cette question et a pu obtenir des lignées de cellules souches humaines embryonnaires, pourquoi pas la Tunisie ! Les chercheurs seraient présents pour isoler les premières lignées de cellules souches embryonnaires en Afrique et faire participer la Tunisie et les tunisiens aux congrès et banques internationales des cellules souches. Il faut aussi être conscient que c'est un domaine qui nécessite une collaboration entre les différents spécialistes et qui nécessite des investissements conséquents. Cela permettra à la Tunisie de sauter dans le train de cette technologie.

1. Ethique et cellules souches en Tunisie [151]

L'utilisation des cellules souches dérivées de tissu différencié adulte ou en circulation dans le sang adulte, ne pose pas de problème éthique. Elles laissent entrevoir des progrès thérapeutiques par leur capacité de différenciation et d'utilisation, et ce d'autant plus qu'on sait les reconnaître, les sélectionner, les stimuler et les conduire à former différentes cellules aux fins de transplantation lors de maladies non curables par les procédés connus.

Leurs avantages sont qu'elles ne soulèvent pas d'objection éthique si le consentement des donneurs a été préalablement obtenu. Isolées à partir d'un patient et cultivées, les greffes autologues deviennent alors possibles et les problèmes d'histo-compatibilité résolus sans passer par le clonage thérapeutique, objet de tant de controverses.

Les articles 8 et 9 de la loi relative à la médecine de reproduction disposent que : « la médecine de la reproduction par le recours aux techniques de clonage est strictement interdite ». [151]

La législation tunisienne est donc claire. Elle doit demeurer inchangée quand au problème du clonage : même en considérant ses bénéfices thérapeutiques, il n'est pas justifié de contrevenir au principe selon lequel la création d'embryon humain, toujours par voie sexuée, doit être leur propre développement et ne doit jamais être l'expérimentation, la recherche et la production de matériel thérapeutique qui impliquent la réification de ces embryons.

Pour les cellules souches embryonnaires, en Tunisie l'article 11 de la loi du 7 août 2001 fait actuellement obstacle à l'utilisation de ces embryons surnuméraires sauf dans le cas de recherche à finalité médicale en vue de la procréation. Elle impose leur destruction dans un délai de cinq années.

Toutefois, en considérant qu'il est nécessaire de promouvoir la thérapeutique des maladies incurables et la thérapie cellulaire utilisant les cellules souches, on constate que les cellules issues de transfert de noyaux somatiques, en raison de leur identité immunologique sont indubitablement prometteuses (greffons particulièrement tolérés et sans rejet).

Il s'agit d'une méthode envisagée récemment qui éviterait l'objection éthique de l'utilisation de l'embryon.

2. Essais en Tunisie [11, 159]

L'allogreffe de cellules souches hématopoïétiques est actuellement le traitement de référence pour de nombreuses hémopathies (malignes ou non). Cette technique a débuté en Tunisie en 1998.

2.1. Don de la moelle osseuse [11]

La quantité de moelle osseuse prélevée est en rapport avec la morphologie du receveur. Le prélèvement s'effectue par plusieurs ponctions au niveau des os du bassin, sous anesthésie générale (hospitalisation la veille du don pour une durée de deux jours).

Ce don justifie un arrêt de travail de 8 jours environ. L'activité de la moelle osseuse augmentera immédiatement après la ponction et réparera cette perte qui n'aura aucune conséquence sur la numération sanguine. Conformément à la Loi de bioéthique, le don de moelle osseuse est soumis aux mêmes règles que le don d'organes.

2.2. Indications des greffes de la moelle osseuse [11]

Les greffes de moelle osseuse sont destinées aux malades dont la moelle ne fonctionne plus (aplasie) ou est envahie par des cellules cancéreuses (leucémie). Une maladie affectant la moelle osseuse entraîne des conséquences graves : l'absence de globules rouges provoque une anémie ; celle de globules blancs des infections ; et celle des plaquettes des hémorragies.

2.3. Paramètres de réussite de la greffe de moelle osseuse [11]

Pour qu'une greffe de moelle osseuse réussisse, il faut que la moelle osseuse du donneur et le corps du receveur s'acceptent mutuellement. Il faut donc donner au malade une MO aussi identique que possible à la sienne.

Dans notre pays, il n'existe pas de fichiers de donneurs bénévoles de MO et les greffes sont réalisées uniquement dans un cadre intrafamilial.

C'est parmi les frères et sœurs qu'on trouve le plus facilement des sujets ayant le même groupe tissulaire (groupe HLA). Sans lien de parenté, la chance de présenter des caractéristiques HLA identiques n'est que de 1 sur 40000. Mais tous les malades n'ont pas un frère ou une sœur compatible.

Dans 3 cas sur 4, le malade ne pourra bénéficier de greffe de moelle que si un donneur volontaire, ayant le même groupe HLA, lui donne un peu de sa propre moelle.

Pour les 70% de malades qui n'ont pas une sœur ou un frère compatibles, un registre composé de volontaires offre la possibilité de trouver un donneur strictement identique.

Les spécialistes estiment aujourd'hui qu'un registre de 120000 volontaires permettrait de satisfaire le plus grand nombre de besoins.

2.4. Allogreffe de la moelle osseuse en Tunisie [11]

La transplantation des cellules souches hématopoïétiques (TCSH) est devenue le traitement standard pour plusieurs patients présentant des désordres congénitaux ou acquis du système hématopoïétique. Cette transplantation thérapeutique est un procédé complexe et à coût élevé.

Cette technique a été introduite en Tunisie en 1998, ses coûts sont couverts par le bureau de sécurité sociale. Il existe seulement une unité de greffe pour une population de 10 millions d'habitants. Ces greffes allogéniques ont vu une expansion rapide, et au moins 40 procédures de greffes sont réalisées annuellement.

Une étude rétrospective portant sur l'allogreffe en Tunisie a été entreprise portant les 16 premières greffes réalisées au Centre National de Greffe de Moelle Osseuse (CNGMO) entre Février 1998 et Juillet 2001.

2.4.1. Patients et méthodes [11]

Les essais ont concerné des patients dont la moyenne d'âge était de 20 ans. Les patients concernés par cette allogreffe souffraient soit de leucémies myéloïdes chroniques, soit de leucémies aiguës myéloblastiques ou encore d'aplasie (2 aplasies de Fanconi, et 6 aplasies médullaires acquises).

Tous les patients sont séropositifs pour le cytomégalovirus. Le délai entre le diagnostic et le moment de la réalisation de la greffe était de 3 mois.

Un conditionnement se fait soit en utilisant la chimiothérapie seule associant le Busulfan et Cyclophosphamide, soit en utilisant un sérum anti-lymphocytaire et Cyclophosphamide. Un greffon exclusivement médullaire apportant un nombre médian de $2,4 \times 10^8$ CMN/Kg (cellules mononuclées par kilogramme) de poids du receveur.

Une prophylaxie de la réaction du greffon contre l'hôte se fait en prescrivant de la Ciclosporine et du méthotrexate, associée à une prophylaxie antibactérienne, antivirale et antifungique systématique.

2.4.2. Les résultats [11]

- Trois réactions aiguës du greffon contre l'hôte (GVHD) se traduisant par une atteinte cutanée dans 3 cas, associée à une atteinte digestive et hépatique dans 2 cas.
- Un rejet secondaire précoce à J 39 chez une patiente atteinte de la maladie de Fanconi.
- 11/14 des patients ont survécu. La mortalité précoce des trois autres patients est liée à des complications infectieuses.

Ces résultats relativement encourageants peuvent être améliorés en prenant certaines mesures telles que le respect rigoureux des prophylaxies anti-infectieuses ainsi qu'une utilisation de technique rapide de diagnostic des réactivations à CMV.

Conclusion

L'identification des cellules souches constitue une innovation majeure de la recherche en biologie. On en a pour preuve le nombre grandissant d'articles qui traitent des avancées de la recherche dans ce domaine depuis 2003. Il est possible que nous soyons à l'aube de l'utilisation en clinique des cellules souches et que ces outils de la médecine régénératrice, représentent, ainsi, une révolution thérapeutique prometteuse qui devrait se développer largement au cours du $21^{\text{émé}}$ siècle.

Grâce à elles, il est désormais envisageable de régénérer les tissus et les organes lésés par une maladie ou un accident (brûlures graves,...), les tissus génétiquement déficients, ou simplement altérés par le vieillissement. Ces cellules « médicaments » sont une thérapeutique de l'avenir, elles sont également au centre des bouleversements bioéthiques.

Néanmoins, s'il demeure indiscutable que les thérapies cellulaires via les cellules souches, joueront un rôle essentiel dans la médecine de demain, personne, aujourd'hui ne saurait prédire quelle sera la source de ces cellules régénératrices.

Aujourd'hui, trois grandes catégories de cellules souches sont offertes à l'expérimentateur, qui est bien loin d'avoir fini d'en évaluer les avantages et les inconvénients qui en découlent.

Par notre travail de recherche, nous nous sommes forcés de clarifier les possibilités d'exploitations naturelles des cellules souches.

Ainsi partant des objectifs que nous nous somme fixés dans notre travail, nous avons essayé de rassembler ce qui dans la bibliographie nous a paru enrichissant, et évolutif depuis 2005.

En effet, de la thérapie cellulaire par les produits de toutes provenances organiques et leurs effets thérapeutiques, nous avons parlé des perspectives d'exploitation des cellules souches, sans épargner les enjeux.

Pour terminer, nous avons consacré une partie de notre travail aux résultats des travaux des chercheurs dans le monde, se rapportant à la conservation des cellules souches, et permettant de créer, en conséquence, des banques et ce dans l'espoir de projeter la médecine au diapason de l'innovation et du progrès et surtout de donner l'espoir pour la vie pour tous ceux qui en ont besoin.

Bien qu'en Tunisie, les travaux se rapportant à ce domaine sont presque à leur début, des greffes de cellules souches issues de la moelle osseuse ont été réalisées avec succès et ont ouvert la voie vers la recherche.

Références

1. **Alliot-Licht B, Bluteau G, Lopez-Gazaux, Vinatier C, Guicheux J.** Cellules progénitrices pulpaires et réparation dentinaire. *Les Cahiers de l'ADF 2006;20/21;43-9.*
2. **Amoh Y, Li L, Katsuoka K, Penman S, Hoffman RM.** Multipotent nestin-positive, keratin-negative hair follicle bulge stem cells can from neurons. *Proc Natl Acad Sci USA 2005;102:5530-4.*
3. **Amoh Y, Li L, Yang M et al.** Nascent blood vessels in the skin arise nestin expressing hair follicle cells. *Proc Natl Acad Sci USA 2004;101:13291-5.*
4. **Arthur A, Rychkov G, Shi S et al.** Adult human dental pulp stem cells differentiate toward functionally active neurons under appropriate environmental acues. *Stem Cells 2008;26:1787-95.*
5. **Asakura A, Komaki M, Rudnicki M.** Muscle satellite cells are multipotential stem cells that exhibit myogenic, osteogenic and adipogenic. *Differentiation. 2001;68:245-53.*
6. **Bachoud-Lévi AC, Gaura V, Brugière P et al.** Effect of fetal neural transplants in patients with Huntington's disease 6 years after surgery:a long-term follow-up study. *Lancet Neurol 2006;5:303-9.*
7. **Bajada S, Mazakova I, Ashton B A, Richardson J.B, Ashammakhi N.** Stem cells in regenerative medicine. Topics Tissue Eng 2008;4:1-28.
8. **Bajada S, Mazakova I, Richardson JB, Ashammakhi N.** Updates on stem cells and their applications in regenerative medicine. *J Tissue Eng Regen Med 2008;2:169-83.*
9. **Barberi T, Kliveny P, Calingasan NY et al.** Neural subtype specification of fertilization and nuclear transfer embryonic stem cells and application in Parkinsonian mice. *Nat Biotechnol 2003;21:1200-4.*
10. **Barry FP, Murphy JM.** Mesenchymal stem cells: clinical application and biological characterization. *Int J Biochem Cell Biol 2004;36:568-84.*
11. **Ben Othman T, Torjemane L, Abdelkefi A et al.** Allogeneic hematopoietic stem cell transplantation in Tunisia. *Bone Marrow Transplant 2008;42 Suppl 1:S139-S141.*
12. **Bluteau G, Luder HU, De Bari C, Mitsiadis TA.** Stem cells for tooth engineering. *Eur Cells Mater 2008;16:1-9.*

Références

13. **Bourin P, Gadelorge M.** Les espoirs des cellules souches mésenchymateuses en médecine réparatrice. *Transfus Clin Biol 2007;14:120-6.*
14. **Broxmeyer HE, Douglas GW, Hangoc G et al.** Human umbilical cord boold as a potential source of transplantable hematopoietic stem/progenitor cells. *Proc Natl Acad Sci USA 1989;86:3828-32.*
15. **Broxmeyer HE, Srour EF, Hangoc G et al.** High-efficency recovery of functional hematopoietic progenitor ans stem cells from human cord blood cryopreserved for 15 years. *Proc Natl Acad Sci USA 2003;100:645-650.*
16. **Chapel A, Deas O, Bensidhoum M et al.** In vivo gene targeting of IL-3 into hematopoietic cells through CD117 receptor mediated antibody gene delivery: possible implication for the treatment of aplastic anemia by gene therapy. *Genet Vaccines Gene Ther 2004;2:16.*
17. **Chapel A.** Cellules souches et médecine régénérative, application en radiobiologie. *Bull Acad Vet 2008;161:235-49.*
18. **Charbord P.** Le micro-environnement médullaire chez l'homme normal et pathologique. *Hématologie 1998;4:429-40.*
19. **Conrad C, Huss R.** Adult stem cell lines in regenerative medicine and reconstructive surgery. *J Surg Res 2005;124:201-8.*
20. **Coulombel L, Reynaud D, Lefort N, Manié E, Lévy Y.** Plasticité ou multipotence: l'ensemble des cellules souches hématopoïétiques. *Pathol Biol 2003;51:434-42.*
21. **Coulombel L.** Cellules souches adultes: intérêt scientifique et avenir thérapeutique. *Gynecol Obstet Fertil 2007;35:806-10.*
22. **Coulombel L.** Cellules souches: un seul nom pour de multiples entités. *Re Francoph Lab 2010;40(427):29-39*
23. **Dani C, Casteilla L.** Le tissu adipeux. *Med Sci 2006;22:928-9.*
24. **Dani C.** Les cellules souches du tissu adipeux humain: intérêt pharmacologique et thérapeutique. *J Soc Biol 2006;200:45-50.*
25. **d'Aquino R, de Rosa A, Laino G et al.** Human dental pulp stem cells: from biology to clinical applications. *J Exp Zool 2008;310(B):1-7.*
26. **d'Aquino R, de Rosa A, Lanza V et al.** Human mandible bone defect repair by the grafting of dental pulp stem/ progenitor cells and collagen spong biocomplexes. *Eur Cell Mater 2009;18:75-83.*

27. **d'Aquino R, Graziano A, Sampaolesi M et al.** Human postnatal dental pulp cells co-differentiate into osteoblasts and endotheliocytes: a pivotal synergy leading to adult bone tissue formation. *Cell Death Differ 2007;14:1162-71.*
28. **de Coppi P, Bartsch G Jr, Siddiqui MM.** Isolation of amniotic stem cell lines with potential for therapy. *Nat Biotechnol 2007;25:100-6.*
29. **de Laminne I.** Les cellules souches de sang du cordon ombilical. Perspectives en matière de médecine régénérative. *Dossiers de l'Institut Européen de Bioéthique 2007;9:1-6.*
30. **Ding G, Wang W, Liu Y et al.** Effect of cryopreservation on biological and immunological properties of stem cells from apical papilla. *J Cell Physiol 2010;223;415-422*
31. **Duailibi MT, Duailibi SE, Young CS, Bartlett JD, Vacanti JP, Yelick PC.** Bioengineered teeth from cultured rat tooth bud cells. *J Dent Res 2004;83:523-8.*
32. **Epelman I, Murray PE, Garcia Godoy F et al.** A practitioner survey of opinions toward regenerative endodontics. *J Endod 2009;35:1204-10.*
33. **Estrela C, de Alencar AH, Kitten GT, Vencio EF, Gava E.** Mesenchymal stem cells in the dental tissues: perspectives for tissue regeneration. *Braz Dent J 2010;22:91-8.*
34. **Fang B, Song YP, Liao LM, Han Q, Zhao RC.** Treatment of severe therapy-resistant acute graft versus-host disease with human adipose tissue-derived mesenchymal stem cells. *Bone Marrow Transplant 2006;38:389-90.*
35. **Feng F, Akiyama K, Liu Y et al.** Utility of PDL progenitors for in vivo tissue regeneration: a report of 3 cases. *Oral Dis 2010;16:20-28.*
36. **Feng J, Coppes.** Can we rescue salivary gland function after irradiation? *Sci World J 2008;3:8:959-62.*
37. **Fortier LA.** Stem Cells Classifications, controversies and clinical applications. *Vet Surg 2005;34:415-23.*
38. **Gandia C, Arminan A, Garcia Verdugo JM et al.** Human dental pulp stem cells improve left ventricular function, induce angiogenesis, and reduce infarct size in rat with acute myocardial infarction. *Stem Cells 2008;26:683-45.*
39. **Garcia JM, Goldenthal MJ.** Application of stem cells in Cardiology: Where we are and where we are going. *Curr Stem Cell Res Ther 2006;1:1-11.*
40. **Gault P, Black A, Romette JL et al.** Tissue-engineered Ligament constructs for tooth replacement. *J Clin Periodontol 2010;37:750-8.*

41. **Gay I, Chen S, McDougall M.** Isolation and characterization of multipotent human periodontal ligament stem cells. *Orthod Craniofac Res 2007;10:149-60.*
42. **Gingras M, Champigny MF, Berthod F.** Differentiation of human adult skin-derived neuronal precursors into mature neurons. *J Cell Physiol 2007;210:498-506.*
43. **Govindasamy V et al.** Micromanipulation of culture niche permits long term expansion of dental pulp stem cells an economic and commercial angle. *In Vitro Cell Dev Biol Anim 2010;46:764-73.*
44. **Gronthos S, Brahim J, Li W et al.** Stem cell properties of human dental pulp stem cells. *J Dent Res 2002;81:531-5.*
45. **Gronthos S, Mankani M, Brahim J, Gehron Robey P, Shi A.** Postnatal human dental pulp stem cells (DPSCs) in vitro and in vivo. *Proc Natl Acad Sci USA 2000;97:13625-30.*
46. **Guillot PV, Wei C, Fisk NM, Polak DJ.** Stem cell differentiation and expansion for clinical applications of tissue engineering. *J Cell Mol Med 2007;11:935-4.*
47. **Gupta A, Dawson TM.** The role of stem cells in Parkinson's disease. *Neurosurg Clin N Am 2007;18:129-42.*
48. **Handa K, Saito M, Tsunoda A et al.** Progenitor cells from dental follicle are able to from cementum matrix in vivo. *Connect Tissue Res 2002;43:406-8.*
49. **Horwitz EM, Gordon PL, Koo WK et al.** Isolation allogenic bone marrow-derived mesenchymal cells engraft and stimulate growth in children with osteogenesis imperfecta: implications for cell therapy of bone. *Proc Natl Acad ASci USA 2002;99:8932-7.*
50. **Huang AH, Synder BR, Cheng PH, Chan AW.** Putative dental pulp derived stem/stromal cells promote proliferation and differentiation of endogenous neural cells in the Hippocampus of mice. *Stem Cells 2008;26:2654-63.*
51. **Huang CY, Pelaez D, Dominguez Bendala J et al.** Plasticity of stem cells derived from adult periodontal ligament. *Regen Med 2009;4:809-21.*
52. **Huang GT, Gronthos S, Shi S.** Mesenchymal stem cells derived from dental tissues vs those from other sources: their biology and role in regenerative medicine. *J Dent Res 2009;88:792-806.*
53. **Huang GT.** A Paradigm shift in endodontic management of immature teeth: conservation of stem cells for regeneration. *J Dent 2008;36:379-86.*
54. **Huang YH, Yang JC, Wang CW, Lee SY.** Dental stem cells and tooth banking for regenerative medicine. *J Exp Clin Med 2010;2:111-7.*

55. **Ikeda E, Yagi K, Kojima M et al.** Multipotent cells from the human third molar: feasibility of cell-based therapy for liver disease. *Differentiation 2008;76:495-505*
56. **Iohara K, Zheng L, Wake H et al.** A novel stem cell source for vasculogenesis in ischemia: subfraction of side population cells from dental pulp. *Stem Cells 2008;26:2408-18.*
57. **Iohara K, Zheng M, Ito A, Tomokiyo K, Matsushita M, Nakashima M.** Side population cells isolated from porcine dental pulp tissue with self-renewal and multipotency for dentinogenesis, chondrogenesis, adipogenesis and neurogenesis. *Stem Cells 2006;24:2493-503.*
58. **Ishkitiev N, Yaegaki K, Calenic B et al.** Deciduous and permanent dental pulp mesenchymal cells acquire hepatic morphologic and function features in vitro. *J Endod 2009;386:469-74.*
59. **Jones DL, Wagers, A.** No place like home: anatomy and function of stem cell niche. *Nat Rev Mol Cell Biol 2008;1:11-21.*
60. **Kadar K, Kiraly M, Porcsalmy B et al.** Differentiation potential of stem cells from human dental origin-promise for tissue engineering. *J Physiol Pharmacol 2009;60:167-75.*
61. **Kaiser J, Probhavathy D.** Stem cells: the revolution in current medicine. *Indian J Biotechnol 2005;4:173-85.*
62. **Karien GA.** Dental pulp stem cells, a new era in tissue engineering. *Smile Dent J 2009;4(2):6-8.*
63. **Kemoun H, Laurencin-Dalicieux S, Rue J et al.** Human dental follicle cells acquire cementoblast features under stimulation by BMP-2/-7 and enamel matrix derivatives (EMD) in vitro. *Cell Tissues Res 2007;329:283-94.*
64. **Kieffer E, Kuntz S, Viville S.** Tour d'horizon des lignées de cellules souches pluripotentes. *Med Sci 2010;26:848-54.*
65. **Kocher AA, Schuster MD, Szabolcs MJ et al.** Neovascularization ischemic myocardium by human bone-marrow-derived angioblasts prevents cardiomyocytes apoptosis, reduces remodelling and improves cardiac function. *Nat Med 2001;7:430-6.*
66. **Kondo M, Wagers AJ, Manz MG et al.** Biology of hematopoietic stem cells and progenitors: implications for clinical application. *Annu Rev Immunol 2003;21:759-806.*
67. **Koyama N, Okubo Y, Nakao K, Bessho K..** Evaluation of pluripotency in human dental pulp stem cells. *J Oral Maxillofac Surg 2009;67:501-6.*

68. **Krasner P, Verlander P.** Stem cells in dentistry and medicine: the dentist's role. *Dent Today 2011;30:128, 130-4; quiz 135.*
69. **Kumar A, Mukhtar-Un-Nisar S, Zia A.** Tissue engineering-the promise of regenerative dentistry. *Biol Med 2011;3:108-13.*
70. **Kushida T, Inaba M, Hisha H et al.** Crucial role of donor-derived stromal cells in successful treatment for intractable autoimmune diseases in mrl/lpr mice by bmt via portal vein. *Stem Cells 2001;19:226-35.*
71. **Laino G, Graziano A, d'Aquino R et al.** An approachable human adult stem cell source for hard-tissue engineering. *J Cell Physiol 2006;206:693-701.*
72. **Larouche D, Lavoie A, Proulx S et al.** La médecine régénératrice: les cellules souches, les interactions cellulaires et matricielles dans la reconstruction cutanée et cornéenne par génie tissulaire. *Pathol Biol 2009;57:299-8.*
73. **Lataillade JJ, Doucet C, Bey E et al.** A new approach of radiation burn treatment by dosimetry guides surgery combined with autologous mesenchymal stem cells therapy. *Regen Med 2007;2:785-94.*
74. **Laustriat D, Gide J, Héchard C, Peschanski M.** Les cellules souches embryonnaires et la pharmacologie. *Med Sci 2009;25:32-8.*
75. **Le Blanc K, Rasmusson I, Sundberg B, Gotherstrom C, Hassan M, Uzunel M.** Treatment of severe acute graft-versus host disease with third party haploidentical mesenchymal stem cells. *Lancet 2004;363:1439-41.*
76. **Li L, Xie T.** Stem cell niche: structure and function. *Annu Rev Cell Dev Biol 2005;21:605-31.*
77. **Lin H.** Cell biology on stem cells: an enigma of asymmetry and self-renewal. *J Cell Biol 2008;180:257-60.*
78. **Liu Y, Zheng y, Ding G et al.** Periodontal ligament stem cell- mediated treatment for periodontitis miniature swine. *Stem Cells 2008;26:1065-73.*
79. **Majumdar MK, Theid MA, Haynesworth SE, Bruder SP, Gerson SL.** Human marrow-derived mesenchymal stem cells (MSCs) express hematopoietic cytokines and support long term hematopoiessis when differenciated toward stromal and osteogenic lineages. *J Hematother Stem Cell Res 2000;9:841-4.*
80. **Makion S, Fukuda K, Miyoshi S et al.** Cardiomyocytes can be generated from marrow stromal cells in vitro. *J Clin Invest 1999;103:697-705.*

81. **Mangano C, De Rosa A, Desiderio V et al.** The osteoblastic differentiation of dental pulp stem cells and bone formation on different titanium surface textures. *Biomaterials 2010;31:3543-51.*
82. **Martinauds C, Thepenier C, Trouillas M et al.** Les cellules souches mésenchymateuses: des cellules pour la médecine régénérative du futur? *Rev Francoph Lab 2010;427:47-59.*
83. **Menasché P, Alfieri O, Janssens S et al.** The myoblasts autologous Grafting in ischemic cariomyopathy (MAGIC) trial: first randomized placebo-controlled study of myoblast transplantation. *Circulation 20008;117:1189-200.*
84. **Merceron C, Vinatier C, Clouet J et al.** Cellules souches mésenchymateuses du tissu adipeux et biomatériaux pour l'ingénierie tissulaire du cartilage. *Rev Rhum 2008;75:942-4.*
85. **Messina E, De Angelis L, Fratis G et al.** Isolation and expansion of adult cardiac stem cells from human and murine heart. *Circ Res 2004;95:911-21.*
86. **Miranville A, Heeschen C, Sengenes C et al.** Improvement of postnatal neovascularization by human adipose tissue-derived stem cells. *Circulation 2004;110:349-55.*
87. **Mitsiadis TA, Rahiotis C.** Parallels between tooth development and repair: conserved molecular: mechanisms following carious and dental injury. *J Dent Res 2004;83:896-902.*
88. **Miura M, Gronthos S, Zhao M et al.** SHED: stem cells from human exfoliated deciduous teeth. *Proc Nat Acad Sci USA 2003;100:5807-12.*
89. **Monteiro BG, Serafim RC, Melo GB et al.** Human immature dental pulp stem cells share key characteristic features with limbal stem cells. *Cell Prolif 2009;42:587-94.*
90. **Morsczeck C, Gotz W, Schierholz J et al.** Isolation of precursor cells (PCs) from human dental follicle of wisdom teeth. *Matrix Biol 2005;24:155-65.*
91. **Morsczeck C, Vollner F, Saugspier M et al.** Comparison of human dental follicle cells (DFCs) and stem cells from human exfoliated deciduous teeth (SHED) after neural differentiation in vitro. *Clin Oral Investig 2010;14:433-40.*
92. **Munsie MJ, Michalska AE, O'Brien CM et al.** Isolation of pluripotent embryonic stem cells from reprogrammed adult mouse somatic cell nuclei. *Curr Biol 2000;10:989-92.*

93. **Nakashima M, Akamine A.** The application of tissue engineering to regeneration of pulp and dentin in endodontics. *J Endod 2005;31:711-8.*
94. **Nam H, Lee G.** Identification of novel epithelial stem cell-like cells in human deciduous dental pulp. *Biochem Biophys Res Commun 2009;386:135-9.*
95. **Nishimura EK, Jordan SA, Oshima H et al.** Dominant role of the niche in melanocyte stem-cell fate determination. *Nature 2002;416:854:60.*
96. **Owen M, Friendenstein A.J.** Stromal stem cells: marrow-derived osteogenic precursors. *Ciba Found Symp 1988;136:42-60.*
97. **Palmer TD, Willhoite AR, Gage, FH.** Vascular niche for adult hippocampal neurogenesis. *J Comp Neurol 2000;425:479-94.*
98. **Papaccio G, Graziano A, d'Aquino R et al.** Long term cryopreservation of dental pulp stem cells (SBP-DPSCs) and their differentiated osteoblasts: a cell source for tissue repair. *J Cell Physiol 2006;208:319-25.*
99. **Passweg J. R, Chalandon Y, Lehmann T, Kindler V, Tichelli A.** Les cellules souches du sang du cordon ombilical. *Fortbildung Formation Continue 2010;21(5):52-5.*
100. **Péault B.** Cellules souches: une vaste descendance... de théories. *Pathol Biol 2004;52:123-6.*
101. **Perry BC, Zhou D, Wu X et al.** Collection, cryopreservation, and characterization of human dental pulp-derived mesenchymal stem cells for banking and clinical use. *Tissue Eng Part C Methods 2008;14:149-56.*
102. **Pittenger MF, Mackay AM, Beck SC.** Multilineage potential of adult human mesenchymal stem cells. *Science 1999;284:143-7.*
103. **Planat-Bénard V, Menard C, André M et al.** Spontaneous cardiomyocytes differentiation from adipose tissue stroma cells. *Circ Res 2004;94:223- 9.*
104. **Potier E, Petite E.** Utilisation thérapeutique des cellules souches en orthopédie. *Pathol Biol 2005;53:142-8.*
105. **Potten CS.** Epithelial cell growth and differentiation. II. Intestinal apoptosis. *Am J Physiol 1997;273:253-7.*
106. **Rajesh M, William Arputha Sundar AS, Narayanan N, Nelliah H.** Stem cells and its clinical applications- an overview. *Int J Pharma Bio Sci 2010;1:1-10.*
107. **Renard E, Lopez-Cazaux S, Guicheux J et al.** Les cellules souches de la pulpe dentaire. *C R Biol 2007;330:635-43.*

108. **Reyftmann L, Dechaud H, Hamamah S, Pucéat M, Hédon B.** Cellules souches fœtales et du sang de cordon ombilical: une place pour le gynécologue-obstétricien. Deuxième partie. *Gynecol Obstet Fertil 2004;32:960-75.*
109. **Rimondini L, Mele S.** Stem cell technologies for tissue regeneration in dentistry. *Minerva Stomatol 2009;58:483-500.*
110. **Robey PG.** Postnatal stem cells for dental and craniofacial repair. *Oral Biosci 2005;2:83-90.*
111. **Rodriguez AM, ELabd C, Amri EZ, Ailhaud G, Dani C.** The human adipose tissue is a source of multipotent stem cells. *Biochimie 2005;87:125-8.*
112. **Sakai VT, Zhang Z, Dong Z et al.** SHED differentiate into functional odontoblasts and endothelium. *J Dent Res 2010;89:791-6.*
113. **Scadden DT.** The stem-cell niche as an entity of action. *Nature 2006;441:1075-9.*
114. **Scoazec JY.** Cellules souches et régénération hépatique. *Encycl Med Chir (Elsevier Masson), Hépathologie, 7-005-A-34, 2003.*
115. **Seo BM, Miura M, Gronthos S et al.** Investigation of multipotent postnatal stem cells from human periodontal ligament. *Lancet 2004;364:149-55.*
116. **Seo BM, Miura M, Sonoyama W et al.** Recovery of stem cells from cryopreserved periodontal ligament. *J Dent Res 2005;84:907-12.*
117. **Sonoyama W, Liu Y, Fang D et al.** Mesenchymal stem cell mediated functional tooth regeneration in swine. *PloS One 2006;1:e79.*
118. **Sonoyama W, Liu Y, Yamaza T et al.** Characterization of the apical papilla and its residing stem cells from human immature permanent teeth: a pilot study. *J Endod 2008;34:166-71.*
119. **Sordi V, Bertuzzi F, Piemonti L.** Diabetes mellitus: an opportunity for therapy with stem cells? *Regen Med 2008;3:377-97.*
120. **Spardling A, Drummond-Barbosa D, Kai T.** Stem cells find their niche. *Nature 2001;414:98-104.*
121. **Sun X, Fu X, Sheng Z.** Cutaneous stem cells: something new and something borrowed. *Wound Repair Regen 2007;15:775-85.*
122. **Tajbakhsh S.** Skeletal muscle stem and progenitor cells: reconciling genetics and lineage. *Exp Cell Res 2005;306:364-72.*
123. **Takahashi K, Yamanaka S.** Induction of pluripotent stem cells from mouse embryonic and adult fibroblast cultures by defined factors. *Cell 2006;126:663-76.*

124. **Todorovic V, Markovic D, Milosevic Jovcic N et al.** Dental pulp stem cells-potential significance in regenerative medicine. *Stom Glas S 2008;55:170-9.*
125. **Ulmer LF, Winkel A, Kohorst P, Stiesch M.** Stem cells - prospects in dentistry. *Schweiz Monatsschr Zahnmed 2010;120:860-72.*
126. **Vainchenker W, Reiffers J.** Thérapie cellulaire. *Paris: John Libbey Eurotext, 2004.*
127. **Valponi AA, Pang Y, Sharpe PT.** Stem cell-based biological tooth repair and regeneration. *Trends Cell Biol 2010;22:715-22.*
128. **Vermett M, Trottier V, Menard V, Saint-Pierre L, Roy A, Fradette J.** Production of a new tissue-engineered adipose sustitute from human adipose derived stromal cells. *Biomaterials 2007;28:2850-60.*
129. **Wang J et al.** Stem cells from human exfoliated deciduous teeth can differentiate into dopaminergic neuron-like cells. *Stem Cells Dev 2010;19:1375-83.*
130. **Watt FM, Lo Ceslo C, Silva-Vargas V.** Epiderma stem cells: an update. *Curr Opin Genet Dev 2006;16:518-24.*
131. **Widera D, Grimm WD, Moebius JM et al.** Highly efficient neural differentiation of human somatic stem cells, isolated by minimally invasive periodontal surgery. *Stem Cells Dev 2007;16:447-60.*
132. **Woods EJ, Perry BC, Hockema JJ et al.** Optimized cryopreservation method for human dental pulp-derived stem cells and their tissues of origin for banking and clinical uses. *Cryobiology 2009;59:150-7.*
133. **Wu Y, Zhao RC, Tredget EE.** Concise review: bone marrow-derived stem/progenitor cells in cutaneous repair and regeneration. *Stem Cells 2010;28:905-15.*
134. **Xie T, Spradling AC.** Decapentaplegic is essential for the maintenance and division of germline stem cells in the Drosophila ovary. *Cell 1998;94:251-60.*
135. **Yakoi T, Saito M, Kiyono T et al.** Establishment of immortalized dental follicle cells for generating periodontal ligament in vivo. *Cell Tissue Res 2007;327:301-11.*
136. **Yalvac ME, Ramazanoglu M, Rizvanov AA et al.** Isolation and characterization of stem cells derived from human third molar tooth germs of young adults: implications in neo-vascularization, osteo, adipo and neurogenesis. *Pharmacogenomics J 2010;10:105-13.*
137. **Yamaza T, Kentaro A, Chen C et al.** Immunomodulatory properties of stem cells from human exfoliated deciduous teeth. *Stem Cell Res Ther 2010;1:5.*

138. **Yank KL, Chen MF, Liao CH, Pang CY, Lin PY.** A simple and efficient method for generation Nurr1-positive neuronal stem cells from human wisdom teeth (tNSC) and the potential of tNSC for stroke therapy. *Cytotherapy 2009;1-12.*
139. **Yu J, Vodyanik M.A, Smuga Otto K et al.** Induced pluripotent stem cell lines derived from human somatic cells. *Science 2007;318:1917-20.*
140. **Zhang W, Abukawa H, Troulis MJ et al.** Tissue engineered hybrid tooth-bone constructs. *Methodes 2009;47:122-8.*
141. **Zhang W, Walboomers XF, Shi S et al.** Multilineage differentiation potential of stem cells derived from human dental pulp after cryopreservation. *Tissue Eng 2006;12:2813-23.*
142. **Zhang YZ, Fouillard L, Chapel A et al.** Mesenchymal stem cells from human proximal femurs possess immunosuppressive activity. *Zhonghua Yi Xue Za Zhi 2005;85:2780-4.*
143. **Zuk PA, Zhu M, Ashjian P et al.** Human adipose tissue is a source of multipotent stem cells. *Mol Biol Cell 2002;13:4279-95.*
144. **Zuk PA, Zhu M, Mizuno H et al.** Multilineage cells from human adipose tissue: implications for cell-based therapies. *Tissue Eng 2001;7:211-28.*

Références Internet :

145. **Ambassade de France en Autriche.** Les cellules souches embryonnaires humaines - État de la recherche. *[Consulté le 10/10/2011], disponible à partir de l'URL: http://www.ambafrance-at.org/biotechs/cellules-souches/cellules-embryonnaires-recherche.shtml*
146. **Amireddy R, Kumar SD, Murthi S.** Stem cells - a window to Regenerative Dentistry. *http://www.nacd.in/ijda/2-3/63-stem-cells-a-window-to-regenerative-dentistry*
147. **Bouaouina K.** Sciences et découvertes: Face à la pénurie d'organes à greffer: Le défi de la thérapie cellulaire. *[Consulté le 21/08/2011], disponible à partir de l'URL: http://www.letemps.com.tn/article-38288.html*
148. **Bourdin JP, de Plas D, Dauchez P.** Les cellules souches pluripotentes induites: un enjeu clé pour la recherche biomédicale japonaise et mondiale. *[Consulté le 10/10/2011], disponible à partir de l'URL: http://www.bulletins-electroniques.com/rapports/smm09_052.htm*

149. **Caspar P.** Cellules souches embryonnaires et cellules souches adultes. Perspectives thérapeutiques, statut ontologique et enjeux éthiques. *[Consulté le 30/05/2011], disponible à partir de l'URL:*
http://www.genethique.org/doss_theme/dossiers/cellules_souches/cellules_souches_Ph_Cas par.htm
150. **Coisne S.** Les promesses des cellules iPS. *[Consulté le 10/10/2011], disponible à partir de l'URL:* http://www.larecherche.fr/content/recherche/article?id=24531
151. **Comité National d'Ethique Médicale.** Le clonage thérapeutique. *[Consulté le 29/10/2011], disponible à partir de l'URL:*
http://www.comiteethique.rns.tn/ethique/avis/clonage_therapeutique.pdf
152. **Galy F.** Les cellules souches neuronales. *[Consulté le 09/09/2011], disponible à partir de l'URL:*
http://acces.inrp.fr/acces/ressources/neurosciences/neurone_therapie/cellules_souc hes_nerveuses/CellulesSouchesNeurales.pdf
153. **Genethique.org.** Position de l'Europe. Position sur les cellules souches embryonnaires. *[Consulté le 30/05/2011], disponible à partir de l'URL:*
http://www.genethique.org/doss_theme/dossiers/cellules_souches/positions.htm
154. **Goldman R, Klatz R.** The regenerative potential of stem cell therapeutics in the anti-aging setting. *[Consulté le 13/10/2011], disponible à partir de l'URL:*
http://findarticles.com/p/articles/mi_m0ISW/is_269/ai_n15947920/
155. **Rembarz M.** Thérapie cellulaire. *[Consulté le 12/11/2011], disponible à partir de l'URL:* http://www.institut-clinident.com/pdf/Dossier_Thematique_de_la_Fondation_de_l_Avenir.pdf
156. **Reznic JB.** Stem cells: Emerging medical and dental therapies for the dental professional. *[Consulté le 11/10/2011], disponible à partir de l'URL:*
http://www.stemsave.com/Docs/News/Dentaltown%20StemCell%20CE.pdf
157. **Savatier P.** De la particularité des cellules souches: auto-renouvellement et différenciation. *[Consulté le 12/04/2011], disponible à partir de l'URL:*
http://www.inserm.fr/thematiques/immunologie-hematologie-pneumologie/dossiers-d-information/les-cellules-souches-embryonnaires-es-humaines
158. **Schawrtzenberg RG.** Cellules souches et choix éthiques: Proposition de loi visant à autoriser les recherches sur le clonage thérapeutique. *[Consulté le 12/04/2011], disponible à partir de l'URL:*
http://lesrapports.ladocumentationfrancaise.fr/BRP/064000623/0000.pdf

159. **Slim M.** Don moelle osseuse: une petite explication. *[Consulté le 15/10/2011], disponible à partir de l'URL: http://slim-infirmier.fr.gd/*

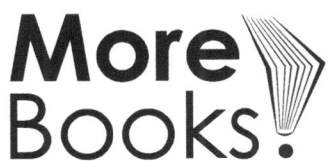

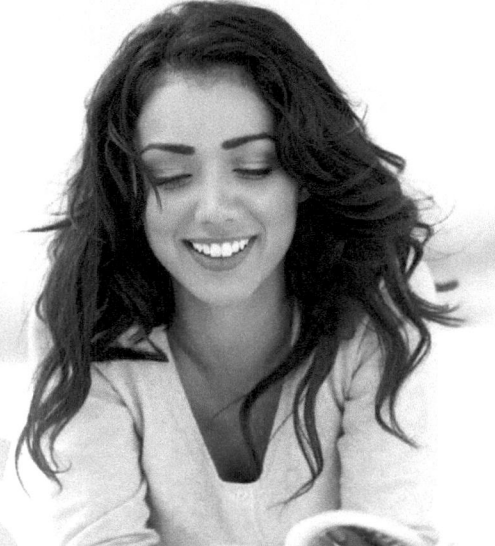

Oui, je veux morebooks!

i want morebooks!

Buy your books fast and straightforward online - at one of world's fastest growing online book stores! Environmentally sound due to Print-on-Demand technologies.

Buy your books online at
www.get-morebooks.com

Achetez vos livres en ligne, vite et bien, sur l'une des librairies en ligne les plus performantes au monde!
En protégeant nos ressources et notre environnement grâce à l'impression à la demande.

La librairie en ligne pour acheter plus vite
www.morebooks.fr

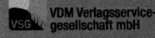 VDM Verlagsservicegesellschaft mbH
Heinrich-Böcking-Str. 6-8   Telefon: +49 681 3720 174   info@vdm-vsg.de
D - 66121 Saarbrücken   Telefax: +49 681 3720 1749   www.vdm-vsg.de

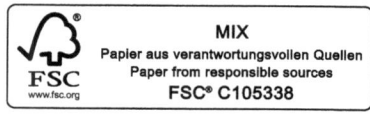

Printed by Books on Demand GmbH, Norderstedt / Germany